让您用较少的时间　每日养生经　获得较棒的身体

易学、易懂、易行

黄帝内经

九型体质养生经

解读藏在体质里的养生智慧

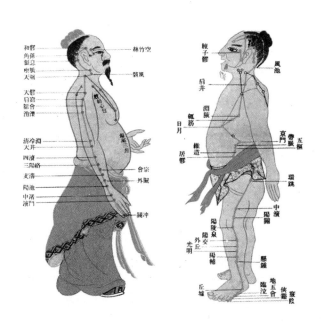

李祖长 ◎ 编著

黄帝内经九型体质养生经

《黄帝内经》集中讲述未病先防、顺应自然、辟邪去害等核心理念，不管是倡导强身保健还是颐神养身，《黄帝内经》始终秉承天人合一的思想

江苏凤凰科学技术出版社

图书在版编目（CIP）数据

黄帝内经九型体质养生经 / 李祖长编著 . -- 南京：
江苏凤凰科学技术出版社，2015.6
ISBN 978-7-5537-4668-5

Ⅰ. ①黄… Ⅱ. ①李… Ⅲ. ①《内经》—养生（中医）
Ⅳ. ① R221

中国版本图书馆 CIP 数据核字 (2015) 第 116835 号

黄帝内经九型体质养生经

编　　者	李祖长
责任编辑	刘　强　孙连民
责任校对	郝慧华
责任监制	曹叶平　方　晨

出版发行	凤凰出版传媒股份有限公司 江苏科学技术出版社
出版社地址	南京市湖南路 1 号 A 楼，邮编：210009
出版社网址	http://www.pspress.cn
印　　刷	北京建泰印刷有限公司

开　　本	710mm×1000mm　1/16
印　　张	17
字　　数	275 千字
版　　次	2015 年 7 月第 1 版
印　　次	2016 年 6 月第 2 次印刷

标准书号	ISBN 978-7-5537-4668-5
定　　价	39.80 元

图书如有印装质量问题，可随时向我社出版科调换

前　言

我国现存医学文献中最早的一部典籍《黄帝内经》比较全面地阐述了中医学理论体系的内容及其结构，反映出中医学的学术思想和理论原则。这不仅为保证人类健康、繁衍子孙后代作出了巨大贡献，也为中医学的发展奠定了基础。

被尊为"医家之宗"的《黄帝内经》内容丰富，这套理论体系是古人于生活、生产和医疗等众多实践过程中，通过长期观察结合出符合当时自然科学的成就。

《黄帝内经》中的思想主要是"治未病"，要想"治未病"就要做好养生工作，因此，《黄帝内经》及各种中医理论皆认为，内因、外因兼得注意才好。外因那就是自然界的运行规律，于细处说，则是风寒暑湿热燥等各种外邪，而外邪是人类最难以改变的，对此，人们一定要做到知晓和避免，防止深陷不良环境中。

说到人与自然的关系，人们一定会联想到其天人合一的核心指导思想，即人们的生活习惯一定要符合大自然的基本规律，因为人们是大自然的一份子。

除了强调适应外部环境的要求以外，《黄帝内经》还非常注意共性与个性的差别对待，即内因。

中医在进行诊病治疗的时候有这样几个基本对象，即天地人三者。因为大自然属于一个宏大的整体，相互之间有着紧密联系。但同时，从个体的角度来看，天地人这三者都有各自的特点，尤其是人，更由于内

1

外因素不同而产生众多细微差异，因此，人们在保健养生就医治病的时候也需要根据个人体质来进行。

正是因为体质不同，所以有时候一样的症状，医生会给出不一样的药方。所以，《黄帝内经》告诉人们在关注外界自然的时候，不要忘了关注自身的差异性体质，不要盲目滋补治疗，只有了解自我，知道自然才能在这两者之间找到均衡点去调整。

中医认为，体质是由先天遗传和后天获得所形成的，遗传主要是从父母体质得来的，后天因素则是个体体质的发展过程中，受到生活条件、饮食构成、地理环境、季节变化以及社会文化因素影响的结果。

从医学角度来件，后天因素主要指自然环境因素，比如所处地理环境特点、发病季节的气候特点都是促进体质形成的要点。因此，常在潮湿环境中生活的人就容易受到湿邪影响，如果再遇到热邪，便会形成痰湿体质。

就是按照这样的思路，中医分出了几种体质，血虚体质、血瘀体质、痰湿体质、阳虚体质、阴虚体质、阳盛体质、气郁体质、气虚体质。其中，除了平和体质为最佳情况外，其他几种都是偏颇体质，需要重点进行相应治疗。

偏颇体质的人们在进行调整的时候可以参照平和体质的特点。一般来说，平和体质的人们形体特征多表现为体形匀称健壮，常见表现为面色、肤色润泽，头发稠密寒热，睡眠安和，胃纳良好，二便正常，脉和有神，其神色形态局部特征等方面表现良好，心理素质良好，性格则随和开朗，平时极少患病，对自然环境和社会环境的适应能力较强。

通常来讲，平和体质无需调理，但是在实际生活中，因为个人不加注意等原因，在饮食方面，会偶尔出现饮食无节制，食用过冷过热或不干净的食物，频繁食用过于油腻和辛辣食材；生活起居方面，作息时间基本规律但偶尔也会熬夜，所以因此过于透支体力而使身体较疲劳的情况难免不发生，食后即睡，睡眠时间不充足，运动时间不规律及一次运动时间过长导致体力不支的现象也存在；情志方面，有时也难免出现烦躁不安，情绪低落，心存杂念，气机不畅等现象。

身体体质已属不错的平和体质，尚且有这么多事项需要注意，有这么多知识准则需要遵守，更何况是其他几种体质欠佳的类型，更是免不了多劳心劳力地学习各种养生知识。因此，人们需要充实自己的养生知识，逐渐增强自身的毅力与自制力，严格遵照科学的养生法则来行事。所以，为了更好的对自己的身体进行保养，从而使身体始终保持健康，机体功能活跃，脏腑协调运作的良好状态，可以从饮食，生活起居及情志方面，运用中医体质养生思想体系来进行养生保健。

总之，人的体质有强弱盛衰之分，病有虚实寒热之别，在日常生活中，应当进行体质辨识，根据不同的体质，选用适合自己体质的方法，制订个性化健康调养指导方案，包括饮食、生活起居、情志及运动，在充分了解自己的体质类型以及易患疾病的倾向的基础上，综合调养，从而达到预防疾病、健康养生的目的，这也才是科学合理的养生。

前言

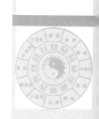

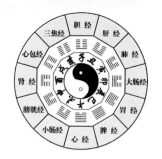

目 录

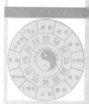

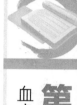

第一章 血虚体质补血养颜最重要

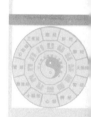

我们知道，血液在人体活动中发挥着最重要的运输功能，即携带各种营养成分流转全身，同时分配给各个器官；此外，身体产生的有害物质垃圾毒素也会随着血液流畅排出体外，比如以毛孔排汗的方式，或是清浊两便的方式。

可以说，血气足，人才显得精神。而说到养气血，一个重大人群是非常需要做好这个工作的，那就是女人。月经、怀孕、分娩、哺乳每种身体反应都需要耗费大量气血。

从经验来看，也的确是女性朋友更容易出现血虚之症，因此，重视补气养血的话，不仅能改善体质，还能起到养颜之效。

在中医看来，血是人体最宝贵的物质之一，它内养脏腑，外养皮毛筋骨，维持各脏腑组织器官的正常活动，使目能视，脚能行，掌能握，指能捏，精力充沛，神志清晰，这些都是血的功能。那么，什么是血虚呢？

血虚，是体内阴血亏损的病理现象，即即血少不够用，常反映为全身性的血液亏损，或血液对人体某一部位的营养或滋润作用减弱。血虚可由失血过多，久病阴血虚耗，脾胃功能失常，水谷精微不能化生血液等原因引起。由于气与血有密切关系，故血虚常会引起气虚，而气虚不能化生血液，又为形成血虚的一个因素。

接下来需要通过一些测试题，来对自身体质进行检查，以便确定体质，对症施治。当然，下面的测试题中有些属于女性特有的特质，不过这并不影响总体把握，所以请读者以最近一年的表现，进行测试回答。

1. 女性是否按时足量来月经？　　　　　　　（1）是　（2）否

2. 头发是否有干枯、分叉、早白、少量脱发等现象？

　　　　　　　　　　　　　　　　　　　（1）是　（2）否

3. 是否有皮肤松弛，肤色偏暗、干燥且容易出现瘙痒的现象？

　　　　　　　　　　　　　　　　　　　（1）是　（2）否

4. 是否有较难睡眠，且恶梦较多的现象？　　（1）是　（2）否

5. 劳累或运动后是否有心慌、头晕的症状？　（1）是　（2）否

6. 是否常有便秘、大便相对干燥的情况？　　（1）是　（2）否

7. 是否有面色苍白或枯黄，而唇色呈淡红色或是淡白色？

　　　　　　　　　　　　　　　　　　　（1）是　（2）否

8. 手足是否常会冰凉，且有麻木、无力之症？（1）是　（2）否

9. 是否有记忆力下降，经常忘事的情况？　　（1）是　（2）否

如果在自测的结果中，有很多选择是为"是"这项，那就可以说明有血虚征兆的。若血虚，不能营养人体，就会出现面色无华，视力减模糊，眼球干涩，关节活动不灵，皮肤干燥发痒，神志异常，头痛眩晕，惊悸，失眠多梦、口唇淡白、头晕眼花、舌质淡、脉细无力、妇女月经量少、延期，甚至经闭等为主要症状。

对于女子来说，血显得尤为重要。中医认为，女子以血为本，以血为用，血盛则受孕，经、孕、胎、产、乳都与血有关。如血旺，气血流通则任冲脉通，下注胞宫血海，胞宫按时满溢，从而月经按月来潮。气血冲盈则胎儿所养，气血上行则乳房发育，产后气血充足则上行化而七乳。

血虚体质的人也会多半表现出这样的性格，即内向、胆怯、精神不

2

振、失眠、健忘、注意力不集中血虚之人一定要用补血法，不是血虚，不能用这种方法。而《黄帝内经·素问·举痛论》中给出的养生原则是"脉涩则血虚，血虚则痛"。《经历杂论》曰："风痛者，善走窜，痛无定处，血虚人多患此。其脉浮大而缓……当填补血液"。其实，养生的方法涉及多个方面，可以是饮食，也可以是情绪和运动，在此，编者依然将饮食和药物作为重点向读者介绍些关于血虚体质保健的知识。

第一节 常用的补血养颜食物

中医相关理论认为，血的生成是"中焦受气、取汁，变化而赤，是谓血"，意思是说，血是一种赤红色的液体，源于水谷精气，而精气又是人体活动的营养源泉，所以血虚体质的人一定要重视各种补血方法，比如饮食疗法，以便尽快改变血虚体质的状态。人们常用的补血食物总结如下：

龙眼肉

龙眼又称桂圆，其肉质细软，滋味浓郁，甘甜如蜜，芳香溢口。清代医家王孟英赞誉它是"果中神品，老弱宜之。"龙眼肉含有丰富的蛋白质和维生素C。梁代陶弘景在《名医别录》中指出："龙眼肉久，轻身不老"。经试验发现，龙眼肉有一定的养血抗衰老作用，因为它能抑制一种酶的活性，而该种酶活性升高的话会加速机体的老化过程。

牛奶

养生名著《寿亲养老新书》这样说道："牛奶最宜人，平补血脉，

第一章 血虚体质补血养颜最重要

3

益心，长肌肉，令人身体健康，面目光悦，志不急，故为子者常须供之，以为常食。"

同样，中医养生学认为，牛奶能补虚损，益五脏，凡病后体弱，虚劳瘦，食少，噎反胃，均可做滋补食疗饮用。此外，牛奶久服或入药中，有生津利肠、润泽肌肤的功效，可用于治消渴、便秘、肌肤干燥等症。现代医学认为，牛奶含多种人体必需氨基酸，胆固醇含量比肉、蛋类都低。

芝麻

芝麻也称胡麻，是传统的滋养佳品，《名医别录》中将其列为上品。黑芝麻的功效集中体现在补益肝肾，养血益气，所以能乌须黑发，强壮筋骨，补虚生肌，滋养五脏，对于身体虚弱、须发早白、少血无力者来说，可以将芝麻作为辅助食品。

乌骨鸡

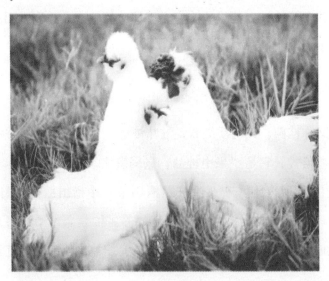

【图 1.1.1 乌骨鸡】

乌骨鸡更是滋补强壮的良品。通常认为，如果能将乌骨鸡与丝瓜、鸡内金共煮汤，加盐和调料食用，能有效缓解血虚经闭之症；若在乌鸡腹内放入当归、熟地、白芍、知母、地骨皮，用线缝好，煮熟后生去药食肉，可治疗阴血不足所致的月经不调、潮热、盗汗等症。亦可和冬虫夏草、淮山药共煮汤用，可治虚劳。此外，乌骨鸡还能补肾益肝，用于肝肾阳虚所致的遗精、白浊、带下，月经不调等症，能获得不俗的效果。

荔枝

荔枝甘香宜人，味美爽口。中医认为，荔枝性温，味甘、酸，有补气健脾，养血益肝的功效。李时珍说，常食荔枝能"补脑益身，治瘰疬疔肿，开胃益脾。"对于患有脾虚久泻，呃逆不止，血虚崩漏，小儿遗尿等症的人来说，非常值得尝试食用荔枝。此外，荔枝能补元气，为产妇及老弱者补品。

桑葚

桑葚这种椭圆形小浆果，熟时饱含汁液，味酸甜，有清香。现代医学发现，桑葚富含葡萄糖、果糖、果酸、果胶和多种维生素及钙、磷、铁等矿物质。

《随息居饮食谱》说："桑葚滋肝肾，充血液，止消渴，利关节，解酒毒，去风湿，聪耳明目，安魂镇魄。"中医认为，桑葚性微寒，味甘，其滋养肝肾，养血润燥的功效不俗。适用于肝肾阴虚所致头晕目眩，头发早白，腰膝酸软，肠燥便秘等症。

若是有白发的人不妨将桑葚捣烂后用纱布滤取汁，放到瓦锅里煮，稍浓时加入适量蜂蜜，搅匀服用煮成膏状。冷却后瓶贮备用，每日2次。遇有肢体麻痹症的人可以直接拿鲜桑葚50～100克，水煎后饮用。

莲子

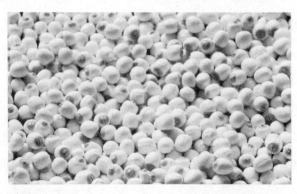

【图 1.1.2 莲子】

　　莲子的寿命很长，可达千年之久。莲子被《神农本草经》列为上品，而且历代许多本草著作均记述了莲子可延年益寿的功效。清代《本草备要》说"落田野中者，百年不坏，人得食之，发黑不老。"所以常服莲子，可补肾、健脾、养血，起到抗老的作用。

　　《寿世保元》中提到的阳春白雪糕，是以莲子配白茯苓、陈仓米、淮山药、糯米、白砂糖等，蒸熟成糕，每日食用，最益老人。此外，《太平圣惠方》有记载莲子粉粥的做法和功能，即每次取莲子粉 15~20 克，粳米或糯米 100 克煮粥，早晚食用，可以有效治疗年老体弱、慢性泄泻、多梦失眠、夜间多尿等症。在平时食用莲子的时候必须用开水泡过，剥掉外皮，去掉莲心（即绿色的胚芽），而且脘腹胀满及大便干燥者忌服。

梨

　　梨，百姓最常见的水果之一。据现代研究表明，梨有降压、清热镇惊的功用，对高血压及心脏病患者食梨太有益处。食用炖好的熟梨，能增加口中津液，保养嗓子。

　　中医认为，梨性寒，味甘，功能有生津止渴，止咳化痰，养血生肌，润肺去燥。因此很适用热病烦渴，肺热咳嗽，痰多风热，喉痛失音，眼赤肿痛，大便秘结，小便黄少等症。

蜂蜜

据研究发现，经常食用蜂蜜可提高脑力，增加血红蛋白，改善心肌功能。因为蜂蜜中含有多量矿物质，所以是贫血体弱的婴幼儿及孕妇的饮食良方。

中医认为，蜂蜜性平，味甘，为滋补养生佳品。日常食之可补益五脏，养血安神，润肺泽肤，聪耳明目，抗衰延年，强壮身体。适用于肺燥咳嗽，肠燥便秘，胃脘疼痛，鼻渊口疮，水火烫伤等症。

患有胃及十二指肠溃疡的话可以将丹参15克、檀香10克、炙甘草6克，水煎去渣取汁，加入30克蜂蜜服用。每日服用1剂。若是有习惯性便秘可以拿蜂蜜15克，青盐3克，用开水冲服，每日早晨空腹饮下。阴血不足所致的心悸失眠症状可以炒枣仁15克研为细末，分2次用蜂蜜水送服。久咳不止，痰粘症状可用川贝15克研末，与30克蜂蜜，共同放在锅内蒸约半小时，每天分2次冲服。高血压患者不妨在饭前用温开水化服蜂蜜半杯服用。

在食用蜂蜜的时候，需要注意的是蜂蜜不宜与葱、莴苣同食。因为这种方法会助湿满中，积生内热，所以湿热痰盛，中满痞胀，呕吐及便溏者不宜食用。

金针菜

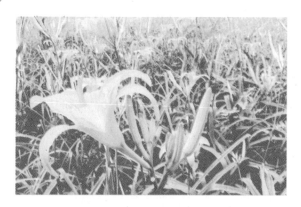

【图1.1.3 金针菜】

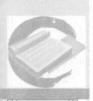

金针菜又名黄花菜。中医认为，金针菜味甘，性凉，功能养血，平肝，可以利尿消肿，清热通经。主要用于胸膈烦热，夜卧不安，乳汁不下，黄疸肝炎，痔疮下血，记忆力减退等症。金针菜的花、茎、叶、根，都是很好的药材。花常被人们用来治疗大便带血，小便不通，便秘和产后无乳等。

根据经验显示，水煮开后加入适量红糖，在早饭前 1 小时服用，对内痔出血颇有效果。金针菜的根部用水煎后可治黄疸肝炎；若是捣烂外敷，能治乳腺炎。对酒饮服，则有治疗腰部扭伤，挫伤之功效。

菠菜

中医认为，菠菜味甘，性凉，其功能有养血润燥，敛阴止血。对便血、坏血病、肠燥便秘、高血压、糖尿病、夜盲症、贫血等症有显著的治疗效果。常吃菠菜的话可以增强人们的抗病能力，维持正常视力。对于儿童来说，常食菠菜可以有效促进其生长发育。

针对不同的病症，菠菜有不同的食用方法。咳嗽气喘的患者可以尝试将菠菜子炒黄研末，每服 5 克，每日 2 次。慢性便秘患者可将鲜菠菜用开水煮 3 分钟，捞出去水，以芝麻油拌食。治糖尿病的话可以用鲜菠菜 60～120 克，鸡内金 15 克，水煎，每日服用 2 次。患有风火赤眼的人可以将菠菜、野菜花等量，水煎。得了夜盲症的话可以准备鲜菠菜 250 克，猪肝 200 无，煮熟淡食。有高血压头痛目眩症状的人可以将鲜菠菜用开水烫 3 分钟，麻油拌食，每日服食 2 次。

菠菜虽然属于人们的常用蔬菜，而且营养价值丰富，不过菠菜也有不足之处，即含草酸较多，具有涩味，且草酸易和其它食物的钙质结合成为草酸钙，不易被人体吸收利用，所以人们可以在烹调前用开水把菠菜焯一下，就能去除草酸。

黑米

黑米，或称为补血糯，是我国古老名贵的糯米。黑米富含铁元素，具有极好的补血功效，是人们非常重视的保健食品之一。中医认为，黑米可以有效治头晕、目眩、贫血、白发、眼疾、腰膝酸痛等症。

在食用黑米的时候，因为几乎都是蒸煮的方式，所以在煮黑米前先浸泡一夜，煮成粥时，要使黑米完全变烂，汤汁非常黏稠方可食用。

猪血

据测定，猪血中的铁是极易被人体吸收的二价铁，具有良好的补血功能，尤其适用于老年、妇女和儿童的缺铁性贫血，研究还发现，猪血中所含的微量元素铬能防治动脉硬化，铬能防止恶性肿瘤的生长。

中医认为，猪血性平，味咸，有补血益中的功效。适用于贫血、头昏、脾胃虚弱、病后体虚等病症。其实，猪血也可外用，如外用能治疗宫颈糜烂，具体做法是猪血干粉加15%白芨、3%熟石灰，外用局部撒布。猪血虽然可以外用，却不可生食。

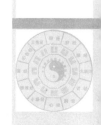

猪肝

中医认为，猪肝性温，味甘、苦，其功能有补肝，养血明目。适用于肝病、贫血、肺结核、夜盲症。

若是有肝脏虚，目力差的症状可以用猪肝1具，葱白一把，鸡蛋3枚，以豉汁煮作羹，临睡时食用。患有贫血病症的话可以用猪肝60克，菠菜200克，煮汤服食。夜盲的话可以用猪肝煮汤或配菜炒，常食更有益处。

猪蹄

猪蹄中含较丰富的蛋白质和脂肪，并含钙、磷等营养素。中医认

9

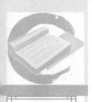
为，其性凉，味甘、平，功能是补血通乳。因为这种特性所以猪蹄适用于贫血，产后乳少，疮毒，血栓闭塞性脉管炎等症。

如果产后无乳的话可以拿一根母猪蹄，粗切后放入水中煮食，服用直到乳汁分泌增多。也可用 2 克通草与猪蹄同煮，饮汤吃蹄肉。患有肾虚水肿的话可以用大金钱草 100 克，小茴香 10 克，猪蹄 2 根，同炖至猪蹄熟烂，喝汤食猪蹄肉即可。遇到血栓闭塞性脉管炎的话，使用猪蹄 1 根，毛冬青根 90 克，鸡血藤 30 克，丹参 30 克，水煎，熟后去药渣，饮汤食肉。

鹌鹑蛋

中医认为，其性平，味甘，有补五脏，益中续气，实筋骨的功能。有贫血，妇婴营养不良，气管炎，神经衰弱，结核病以及高血压，动脉硬化，冠心病等病症的人们不妨尝试食用鹌鹑蛋。

小儿营养不良的话可以将一个鹌鹑蛋打入米汤中煮熟，每早、晚各服 1 剂，连用 3 个月。患有慢性胃炎的人可以每早将一个鹌鹑蛋打入煮沸的牛奶中，连续服用半年。不过，外感未清、痰热、痰湿甚时不宜进食鹌鹑蛋。

驴肉

驴肉性平，味甘酸，有补气养血的功能。适用于劳损，风眩心烦等症。

遇到忧愁不乐，需安心气的时候，人们可以不拘驴肉多少，切块后放在豆豉中煮烂熟，入五味，空腹食之。有气血虚，头晕乏力症状的则需要将驴肉 150 克，大枣 10 个，淮山药 50 克，共煮汤食。若是功能性子宫出血的症状则需要驴皮胶 25 克，当归、白芍、生地、川芎各 10 克，水煎服，连用 7～10 剂。

木耳

黑木耳中有一种抗凝血物质，有防治冠心病的效果。研究发现，木耳可抑制血脂上升，防止动脉组织中脂质沉积，促进体内胆固醇的分解转化，抑制血栓形成及血小板凝集。

中医则认为，其性平，味甘，是益气强壮养生食品，日常食用木耳可以使益气不饥，轻身强志，宣利肠胃，防止出血。所以非常适用于虚弱体质，易于出血者，以及妇女和老年人。黑木耳作为日常食材，需要人们注意一点，即黑木耳可炒食、煮食或研末调食，但木耳质润利肠，脾虚肠滑者慎食。

日常饮食时，有高血压病症的人可以用黑木耳 15 克，白木耳 15 克，调味煮汤。有痔血的可以用黑木耳 20 克，黄花菜 80 克，调味炒食。有贫血的可以用黑木耳 20 克，红枣 6 枚，调以红糖炖食。有泻痢症状的可以用千木耳 30 克，鹿角胶 9 克，为末，每服 9 克，温酒调下，每日 2 次。若是月经过多则可以将黑木耳焙燥研末，以红糖水送服，每服 3 克，每日 3 次。

芦笋

芦笋又名龙须菜。每 100 克嫩茎含少量蛋白质、脂肪、糖及维生素。药理研究证实，芦笋中含有许多药物成分，如天门冬酰胺、叶酸、硒等。可用于心病，高血压，动脉硬化，心动过速等症。

中医认为，其性寒，味甘，功能为养血平肝，利尿消肿，清热通经。因此适用于水肿，咳嗽等症。

番茄

其实番茄就是人们俗称的西红柿。由于番茄中含有多量果酸，保护

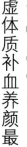

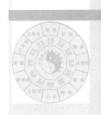

11

了维生素 C，使其在烹调加工过程中损失较少。它还含有维生素 P、对治疗高血压有一定作用。

另外，番茄中含有一种抗癌、抗衰老的物质——谷胱甘肽。研究发现，随着人体中谷胱甘肽浓度的上升，癌症发病率会明显下降，谷胱甘肽还可推迟某些细胞衰老。番茄有利尿作用，常吃番茄对肾脏有益。

此外，由于番茄所含的糖多半是果糖或葡萄糖，容易被人体消化和吸收，所以具有营养心肌和保护肝脏的作用。冠心病、心肌炎和肝脏病人多吃些番茄的话对恢复健康大有益处。临床经验证实，番茄素能够抑制一些细菌和真菌，可用于口腔炎症。热天还可以将番茄切片熬汤，加入适量食盐当茶喝，有清热解暑的功效。

中医认为，番茄性平，味甘，功能主要是补中和血，益气生津，宽肠通便。可用于热病口渴，湿热黑疸，便秘血痢，乳痈疮毒等症。慢性肝炎，高血压：用鲜番茄 250 克，洗净切块，牛肉 100 克，切成薄片，用少许油、盐、糖调味同煮，佐膳。眼底出血：每日清晨空腹生吃两个番茄，15 天为 1 疗程。胃热口苦：用番茄汁、山楂汁混合服下。食欲不振：番茄捣汁每服半杯，每日 2～3 次。胃溃疡：番茄汁、土豆汁混合服下。

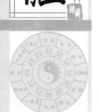

第二节　常用的补血养颜中药

常用的补血养生中药有很多，如当归、阿胶、白芍、枸杞等。编者现将其进行总结整理，并把它们的主要作用及用法介绍如下：

枸杞

中医认为，枸杞的果实、叶、根、皮皆可入药，性平味甘，入肺肾经，有补肝明目、温肾润肺的效果。长时间食用枸杞的话可以延缓衰老，延年益寿，所以很多滋补食物和药物经常取枸杞相配伍，以提高药效。如枸杞以外加入玉竹、龙眼、鹌鹑制成强心益智场，可强心益智，调补肝肾，滋养强壮；加山药、熟地、茯苓等制成左养归饮，则能治肾水干枯、身体虚弱、大便干燥等症；加菟丝子、熟生地、杜仲等制成的归肾丸，能帮助治疗治肝肾虚弱、精衰血少、虚劳咳嗽、腰酸腿痛、阳痿遗精等症。

的确，枸杞的效果是有目共睹。药理实验也表明，枸杞子能有效抑制脂肪在肝细胞内的沉积，改善肝脏功能，促进肝细胞的再生。改善心肌缺血状态和动脉硬化程度，降低血压，调节人体免疫功能。

在日常使用过程中，枸杞子可以单方应用，也可以与其它中药配伍使用。单味枸杞子泡酒，即枸杞子酒，可以治疗劳伤、头晕眼花及男子性功能减退。长期饮服，能够润泽肌肤、耳聪目明。开水浸泡枸杞子代茶长期饮用，具有强筋健体、防衰老的功效。与其他中药配伍 的方面，有著名中成药代表方剂杞菊地黄丸，其治疗腰膝酸痛、双眼干涩及视物昏花等症的效果非常理想。

紫河车

紫河车是健康产妇娩出的新鲜胎盘，其形成方法是剪去脐带，洗净血液，反复浸洗后放到砂锅烧煮至漂浮水面，再烘干而成。紫河车的制作虽然稍显复杂，但价值极高。

据药理研究证明，紫河车含有多种免疫因子，能提高人体的免疫机能，增加机体的抗病能力，此外，本品含有有多种激素，可以促进胸腺、子宫、阴道、乳腺、甲状腺、睾丸等器官的发育。专家还发现它含有重要的抗病因子，如"止血因子"、"抗衰老因子"，"抗白血病因子"以及"抗肝硬化因子"。

正如古代药书里所说的那样，"久服耳聪目明，须发乌黑，延年益

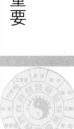

第一章

血虚体质补血养颜最重要

寿，有奇造化之功"。中医认为，紫河车是一味补气养血、补肾益精的保健佳品。其味甘、咸、性温，气味俱厚。久服可强壮身体，预防疾病，延年增寿。所以，紫河车可用于各种虚损证候。在食用时，本品多是丸药形式，或焙干研粉，装入胶囊后服，不入汤药。不过，有虚火者忌用。

阿胶

阿胶是黑驴皮经漂泡去毛后，加冰糖等配料熬制而成的补血滋阴养生佳品。日常食用的话可以促进血红蛋白的形成，促进钙的吸收，有助血清中钙的存留，有防治进行性肌营养障碍的作用，能对抗创伤性休克。

中医认为，其性平，味甘，功能为补血活血，养血滋阴，补肺润燥，添精固肾，强健筋骨，抗衰延年，可用于贫血、心悸、咯血、燥咳、崩漏、先兆流产、产后血虚等症。通常来讲，阿胶的用量为 6 ~ 15 克，而且不能直接入煎，必须是单独加水蒸化，再入汤液服用。因为阿胶性质滋腻，所以脾胃虚弱，消化不良的人不宜食用。

何首乌

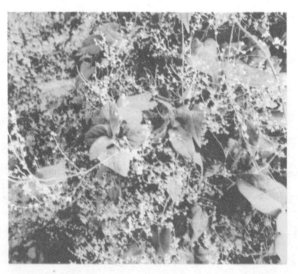

【图 1.2.1 何首乌】

何首乌是为蓼科多年生缠绕草本植物何首乌的块根，是中医药材中常用的滋补强壮之物。因其内含卵磷脂、淀粉、粗纤维等物质，所以对降低血清胆固醇，缓解动脉粥样硬化形成有不错的预防治疗作用。

中医认为，何首乌性微温，味苦甘涩。有补肝肾，强筋骨，益精血，乌须发，悦颜色，增气力，抗衰老的功效。因此被用来治疗肝肾不足，头晕耳鸣，精血亏虚，须发早白，失眠多梦，肢体麻木，腰膝酸软，筋骨酸痛，崩漏带下等症。不过，脾虚泻泄及痰湿重者忌用。

熟地黄

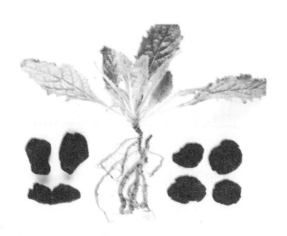

【图 1.2.2 熟地黄】

熟地黄含有地黄素、糖类和氨基酸等成分，有强心和降血糖的作用，在选择时，以切断面油润乌黑、味甜者为佳。

中医认为，熟地黄性微温，味甘，其补肾阴，益精血的功能显著，所以主治肾虚阴亏，头晕目眩，腰酸，遗精，崩漏等症。不过，使用时也有些注意事项，如平素有消化不良，食欲不振，腹泻以及胸脘胀满、舌苔厚腻之疾湿盛症的人不要食用，而且熟地黄又忌与萝卜、葱白同食。

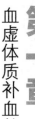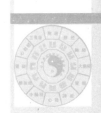

白芍

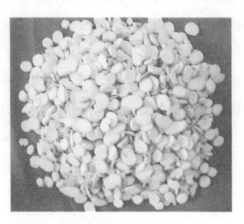

【图 1.2.3 白芍】

白芍含挥发油，苯甲酸、鞣质、芍药碱等物质。能降低实验动物的肠、胃、子宫的滑肌张力；芍药甙对中枢神经系统有抑制作用。

中医认为，白芍性微寒，味苦酸，功能养血敛阴，柔肝止痛，平抑肝阳。适用于月经不调，经行腹痛，盗汗自汗、肝气不和的胁痛、腹痛，手足拘挛疼痛，肝阳上亢的眩晕、头痛等症。

当归

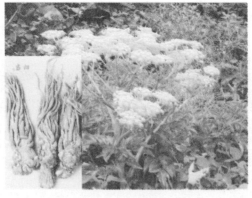

【图 1.2.4 当归】

当归有提高全身代谢的功效，能保护肝组织，调节心率和血压，改善动脉粥样硬化斑块的病理过程，调整中枢神经抑制与兴奋的平衡，且有镇静、镇痛、消炎之作用，可用于冠心病、心绞痛、心肌梗塞、心率失常、高血脂症、动脉硬化症、脑血栓形成等老年常见病，起到延年益寿的作用。

中医认为，当归性味甘、辛、温，归肝、心、脾经，其根可入药，是最常用的中药之一。具有补血和血，调经止痛，润燥滑肠的功效。当归可入汤、丸、散剂，又可浸酒，熬制，不过，脾湿中满及大便溏泄者应当慎用此药。

第三节 常用的补血养颜药膳

爱美的女性朋友可能会经常购买化妆品来美化自己的妆容气质，殊不知食用简单的日常药膳更能由内而外地提亮肤色，帮助女性朋友拥有自信的肌肤状态。更重要的是，补血药膳还能为人民提供一个健康的身体。编者就为读者总结了一些常见的简单补血药膳食谱：

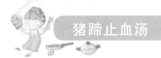

猪蹄止血汤

制作原料：猪蹄1对，大枣10枚，茜草30克。

制作流程：将猪蹄去毛洗净备用，茜草装入纱布袋内，大枣洗净后将三种原料下锅同煮，熟后去掉药袋服用。

猪蹄止血汤是一款凉血止血，补血功能显著的好食材，很适合血热妄行所致的各种出血症状。

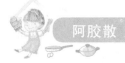

阿胶散

制作原料：阿胶6克，黄酒50毫升，蛤粉适量。

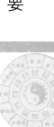

17

制作流程：阿胶用蛤粉炒研细末，以黄酒对温开水送服。

阿胶的功效可谓是众所周知，所以这款阿胶散的功效也在于补血调经，适合有血虚经行后期，量少色淡、小腹空痛之症的人。

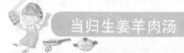

当归生姜羊肉汤

制作原料：羊肉1000克，不切片当归60~80克，生姜15克，植物油、细盐、黄酒、于橘皮适量。

制作流程：当归洗净，滤干。生姜洗净、切成厚片。羊肉洗净滤干，切中块。起砂锅，放植物油3匙，用旺火烧热油后，先入生姜片，随即倒入羊肉翻炒5分钟，加黄酒3匙。再焖烧5分钟后盛入砂锅由。当归放入砂锅，加冷水将羊肉、当归浸泡半小时。再用旺火烧开，加细盐1匙，黄酒1匙，干橘皮1只，改用小火慢炖2小时，直至羊肉酥烂，离火。食时弃当归，吃肉喝汤。饭前饮羊肉汤，每日2次，每次1小碗。羊肉佐膳食。

羊肉温补的效果很多，加之当归，所以这款当归生姜羊肉汤更能有效补血温中，调经止痛，对血虚畏寒，腹痛连肋，月经后期的症状，通过食用能起到不错的疗效。

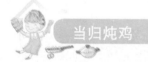

当归炖鸡

制作原料：母鸡1只，当归30克，醪糟汁60克，姜、葱、盐适量。

制作流程：把母鸡去毛并内脏，洗净。当归洗去浮灰。将鸡放入砂锅内，加水、醪糟汁、当归、姜、葱、盐，然后盖严锅口，先用旺火烧开，再用小火炖3个小时起锅。出锅时撒胡椒面，佐餐食。

两种温良食材的搭配自然会出现良好的效果，所以当归炖鸡这道菜肴很是能补气养血，患有因气血不足导致头晕眼花，身倦乏力，心悸失眠，面色不华等症的人们可以尝试此药膳。

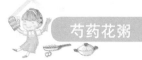

芍药花粥

制作原料：芍药花（色白阴干者）6克，粳米50克，白糖少

制作流程：以米煮粥，待1～2沸，入芍药花再煮，粥熟，调入白糖食之。

功能：养血调经，适用于血虚之月经后期。

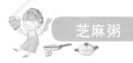

芝麻粥

制作原料：清水1000毫升，粳米100克，芝麻50克，蜂蜜50克。

制作流程：将粳米与芝麻分别用清水淘洗干净后放入锅内煮沸，先武火后文火，待熬成粥状再加蜂蜜，拌匀即可服用。

芝麻粥能补益肝肾，养血和血，润肠通便。很适合患有肝肾阴虚，须发早白，身体虚弱，头晕目眩，肠燥便秘，四肢麻痹等症的人。

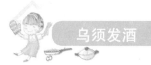

乌须发酒

制作原料：赤首乌500克，红枣90克，白首乌500克，生地黄120克，莲肉90克，当归60克，生姜汁120克，糯米2000克，胡桃肉90克，枸杞子60克，麦冬30克，蜂蜜、酒曲适量。

制作流程：先将赤白首乌用水煮过，捞出。生地以酒洗净，再用煮过何首乌的水煮地黄至水渐干，加入生姜汁，以小火煨到水尽，将地黄捣烂备用。糯米烧煮成干饭，待冷，加适量酒曲拌匀，发酵酿酒。待有酒浆浸出时，将地黄拌入酒糟中。3日后去糟取酒液，再将其它原料装

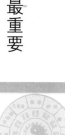

入绢袋，悬于酒中浸泡，密封容器，隔水加热 1.5 小时，取出。3 日后可开取饮用。每次 30 ~ 50 克，每日 2 次。

这款药膳在补肝肾，益精血，乌须发方面有极好的效果，因此若是有因为年老体弱，精血不足引起的腰膝酸软，须发早白，面色萎黄者可以饮服。

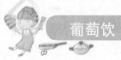

葡萄饮

制作原料：葡萄 250 克，白糖适量。

制作流程：将葡萄洗净，剪碎，放入加清水的锅内煎煮取汁，然后加少许白糖调味，可代茶饮。

葡萄饮能很好地补气血，利小便。如果孕妇有胸满腹胀、烦闷喘急、坐卧不安等胎气上逆现象的话可以制作葡萄饮食用。

姜汁菠菜

制作原料：菠菜 250 克，生姜 25 克，调味料适量。

制作流程：先将菠菜择净洗净，断成 7 厘米的长段；生姜洗净后挤出姜汁。锅内加入清水 1000 毫升，烧沸后倒入菠菜，约 2 分钟捞出沥水，装在盘内晾凉，倒入碗内，加入姜汁、酱油、醋、食盐、味精、麻油、花椒油调拌入调味即成。

姜汁菠菜能帮助人们养血通便。所以建议患有老年便秘，习惯性便秘，痔疮，高血压及酒精中毒病症的人食用。

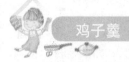

鸡子羹

制作原料：鸡蛋 1 枚，阿胶 10 克，黄酒及食盐适量。

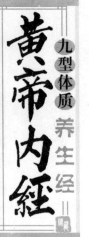

九型体质
养生经

黄帝内经

20

制作流程：阿胶洗净，放入碗中，隔水蒸至阿胶融化，打入鸡蛋，加清水、黄酒、食盐搅拌均匀，继续蒸至羹成。服用方法是每日 1 次。

鸡子羹有滋阴养血，安胎宁神的功效，尤其适合孕妇食用，所以有血虚胎动不安、胎漏倾向的孕妇不妨做来尝试。

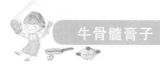

牛骨髓膏子

制作原料：牛骨髓 60 克，生地 500 克，黄精 500 克，天门冬 300 克。

制作流程：黄精与生地、天门冬加适量水煎熬，浓缩成膏，趁初成浓缩膏未热时，加入骨髓，用银匙不断搅拌和匀，冷定即成。每日清晨起空腹，用绍兴黄酒调膏 10 克服食。

如果患有因肝肾阴亏所致的头晕目眩，筋骨痿软，失眠多梦等症的话，可以做这款药膳食用，因为它能很好地补精生血，养肝滋胃。

第四节　常用的补血养颜药方

很多记载在医术中的补血良方依然通过各种渠道呈现在人们面前，其中有一些是比较简单方便尝试操作的，因此，编者将相关的补血良方总结出来：

（1）牛膝（酒浸一夜），菟丝子（酒浸一夜），远志（去心），石菖蒲，甘菊，地骨皮，熟干地黄。

以上药材等份同为细末，用浸药酒熬面糊为丸，大小如梧桐子。每服 15～20 丸，每天空腹临卧休息时，服用三服，百无所忌。

本方出自《伤寒直格》，其原文如是说："本方治五脏虚冷，筋骨痿弱，肝肾不足，精神困乏，久服清心益智，和血驻颜，延年益寿。"

（2）甘菊花、麦门冬（去心焙）、枸杞子（焙）、白术、人参、远志、石菖蒲、桂（去皮）各 300 克。

共捣为粗末，取春采生地黄 25 千克绞取汁，同药末入于银器内，微炒，后入尽汁焙干，再捣为末，炼蜜和丸，入酥少许，同捣三千下，丸如梧桐子大小。制成之后按时服用可以治疗五脏虚损，兼实脏腑，使毛发变白返黑。

（3）巨胜子、甘菊花、白茯苓（去皮）、旋复花、荜澄茄、熟地黄、覆盆子、肉桂、牛膝（去苗酒浸）、远志（去心）、白芷各 50 克，旱莲子（去茎叶）35 克。

将以上的药材制过，一起做成细末，酒煮面糊和丸，如梧桐子大。每服 40 丸，空腹用温酒送下。每日服用二服。服用本方时要忌食羊血、生葱、萝卜等。

（4）东北人参、干地黄、蒺藜、枸杞各 25 克，沙苑、淫羊藿、母丁香各 15 克，沉香、远志肉各 5 克，荔枝核 7 枚，60 度高粱白酒 1000 毫升。

将以上几种药材去杂质后放入酒中浸泡 45 天。然后每天服 1 次，每次 10 毫升，如此便能补益虚损，协调阴阳，焕发精神，延年益寿，很适合中老年人肝肾不足，气血不和之症。

（5）大红枣 500 克，红糖 500 克。

将枣去核后用水煮烂，熬成膏状，再加入 500 克红糖，拌匀使溶。每服 15 克，每日 2 次，开水冲服。常饮此方能健脾和胃，补益气血，抗衰老延年。

（6）何首乌 1500 克，牛膝 500 克，黑豆淘净。

用木甑铺豆一层，铺药一层，重重铺盖，蒸至豆熟后取出，去豆爆干。换豆又蒸，如此三次。再研为末，与蒸枣肉和丸如梧子大小，每次服 30～50 丸。

本方出自《太平惠民和剂局方》，原文记载："本方专壮筋骨，长精髓，补血气，久服黑须发，坚阳道，令人有子，轻身延年。"

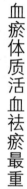

第二章　血瘀体质活血祛瘀最重要

血液在人体中的作用，主要是在流动过程中携带营养成分分配给各个器官；此外，血液还可以将身体产生的各种排泄之物，垃圾毒素顺着血管通过不同的渠道排出体外。

因此，保证血液流通畅达是排除毒素的重要基础。其实血管就像水管一样，如果出现堵塞，其中的各种有害物质便无处发泄，只能在某些位置存留，而堵塞的位置通常会形成疼痛，甚至是更加严重的病变。

身体血液流畅不利的人可谓是血瘀体质者。而血瘀，就是指血液运行不畅，或体内离经之血未能消散。之所以产生血瘀之症，主要是由于气虚、气滞、血寒等原因，而产生血行不畅而凝滞；或因外伤及其它原因造成内出血，且不能及时消散或排出，由此形成了血瘀体质。

具体说来，血瘀体质的形成原因可有如下内容。

寒冷侵袭。如遇气候骤冷或久居寒冷地区，这种情况就会使寒邪侵袭人体，造成经脉蜷缩拘急，血液凝滞，即寒凝血瘀。

久病未愈。久病不愈邪气会入络，导致血脉淤阻，血行不畅，此外，久病还会使正气亏损，"气不摄血"，血行脉外不能消散而成血瘀。

七情不畅。要知道，肝主疏泄喜条达，若是长期情绪抑郁低落，肝失疏泄，气机郁滞，"气行则血行"，气滞则会血瘀。或是恼怒过度，肝郁化火，血热互结，血热煎熬便会成瘀。而且"心主血脉"，"脾统

23

血", 如果思虑过度, 劳伤心神, 也会导致心失所养, 脾失统摄, 血液运行不畅或血溢脉外不能消散也就形成了血瘀。

年老体衰。年龄是无法避免的问题, 随着年龄增长, 脾胃功能会出现虚损或肾阳功能虚衰, 气虚鼓动无力, 血液运行不畅, 也会出现血液淤滞的结果。

通过血瘀形成病因可知, 血瘀产生的机会还是很多的, 那么有什么早期症状值得我们去关注, 以防成为血瘀体质呢? 还是需要读者根据最近一年的感受来回答以下问题, 做出关于血瘀体质的自我测试。

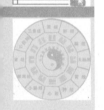

1. 皮肤是否会不知不觉地出现淤青?　　　　（1）是　（2）否
2. 身体上游是否有哪些疼痛?　　　　　　　（1）是　（2）否
3. 是否长期面色晦暗或容易出现褐斑?　　　（1）是　（2）否
4. 两颧部位是否有细微红丝?　　　　　　　（1）是　（2）否
5. 是否容易有黑眼圈?　　　　　　　　　　（1）是　（2）否
6. 是否容易忘事?　　　　　　　　　　　　（1）是　（2）否
7. 口唇颜色是否偏暗?　　　　　　　　　　（1）是　（2）否

如果还是有绝大多数选项属于"是", 那么就需要警惕了, 因此有必要对血瘀体质的多种表现做详细了解。具体说来, 血瘀体质一旦形成, 就会产生多种不适症状, 而且这些症状因为与淤阻的位置有关而产生不同的病症反应。如, 淤阻于心, 可见胸闷心痛, 口唇青紫等症; 若淤阻于肠胃, 可见呕血便血之症; 若是淤阻于肺, 可见胸痛咳血等症; 若淤阻于肝, 可见胁痛痞块之症; 若淤血乘心, 可致发狂; 淤阻于胞宫, 可见少腹疼痛, 月经不调, 痛经经闭, 经色紫黑有块诸症; 当淤阻于肢体局部时, 可见局部肿痛或青紫等症。

由上可知, 血瘀体质的不适症状是很多的, 而且这些不适症状往往是许多严重病者的先兆, 因此, 对于血瘀体质者, 必须要重视尽快消除体内的淤血。此外, 需要指出的是, 血瘀体质形成后, 常会有一些共同的症状特点，如刺痛、紫绀、肿块、出血及肌肤甲错，脉细涩等。

除了身体上的疼痛之感外，血瘀体质的人还会有容易烦躁，健忘，性情急躁的性格，而且据经验显示，这类人群集中我国南方地区，脑力工作者居多，而且患者中女性患者更多见。更严重的是，如果不能及时调理血瘀体质病症的话，会使人体向出血、中风、冠心病等方向的疾病发展。

血瘀体质的人们在调养的时候，也可以从饮食、药物、运动这几个方面入手。首先在饮食方面，可以多食黑豆、海带、海藻、紫菜、柚、山楂、萝卜、胡萝卜、醋等具有活血、散结、行气、疏肝解郁作用的食物，并且要少食肥猪肉。在使用药物的时候可以尝试柴胡、川牛膝、枳壳、桔梗、当归、桃仁、红花、赤芍、川芎、干地黄等具有活血祛瘀特质的药材。在运动方面可以选择太极拳、太极剑、舞蹈、步行等温和型运动。此外，坚持正确的保健按摩亦可使经络畅通，起到缓解疼痛、稳定情绪、增强人体功能的作用。

不过，详细说起血瘀体质养生的话，还是需要根据编者的总结来逐步了解，看看到底如何从养生的角度迅速改善或消除血瘀体质。

第一节　常见的活血祛瘀食物

想要改善血瘀体质的原则很明确，即通过食用活血的食物和药物来促进血液和卫气的流动，使体内的血瘀尽快消除。而在治疗的时候，除了活血也要行气，唯有这两者兼顾，才能打通堵塞，消除障碍，使人体恢复自由畅通，所以，在此编者也会介绍一些行气的食物。

茄子

研究发现，常吃茄子对防治高血压、脑溢血、动脉硬化、皮肤紫斑

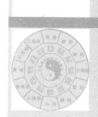

病有一定作用。

中医认为，茄子性凉，味甘，在清热解毒，活血止痛，利湿消肿方面很有功效，很适合治疗肠风下血，热毒疮痈，皮肤溃疡等症。

在食用茄子的时候需要注意，因为茄性寒利，多食会引起腹痛，过老熟的茄子也不宜食用，因为此时茄碱含量增多，易致人中毒。

若有皮肤溃疡之症的话可以用茄子烧存性，研成细末，用少许冰片混匀，撒在患处。遇到总是烂脚，伤口久不愈合的情况不妨用新鲜紫茄皮，外敷即可。想要消肿利尿可以将茄子晒干研粉，开水送服，每日3次。有肠风便血病症的人可以用经霜茄连蒂，烧存性，研末，每日空腹温酒服6克。

香菇

香菇又称冬菇、香蕈，是食用蘑菇重的一个优良品种，有野生的也有人工栽培的。根据科学家的近期研究还发现香菇有抗癌作用，并有抑制胆固醇、降压和防治感冒等作用。因为香菇中有一种葡萄糖苷酶，可提高机体抑制癌瘤的能力。

事实也证明，很多从事经营香菇的人员，由于经常吸入香菇粉末，很少会患感冒。这是因为香菇中含有一种干扰素的诱导剂，能诱导体内产生干扰素。而干扰素能干扰病毒蛋白质合成，使病毒不能繁殖，从而使人体产生免疫能力。另外，香菇中含有一种核酸类物质，能抑制血清和肝脏中胆固醇的上升，可防止动脉硬化及降低血压。

中医认为，香菇性平，味甘，能够健胃益气，治风破血，化痰，涩小便，很适合用来治疗脾胃虚弱，缺铁性贫血，高血压，高血脂，动脉硬化，糖尿病等疾病。

平时生活中，遇到子宫颈癌症状的话可以用干香菇10克，煮汤食。有功能性子宫出血症状的不妨将10克干香菇研末，温水调食，每日2

次地服用。发生风寒感冒的时候可以拿香菇 15 克，葱白 12 克，煮汤食。不过，因香菇性能动风，故产后、病后忌服。

油菜

油菜因易起薹、分枝又多，所以又被称为芸薹、薹菜，含钙、磷、铁及维生素类。

中医认为，油菜性温，味辛，可以清热解毒，散血消肿，适合治疗劳伤吐血，产后淤血，便秘，乳痈，体虚力弱等症。油菜子，功效与油菜相同，却又善于行血滞，破结气，消肿散结，可治一切心腹气血痛。《妇人良方》记载称还用其治难产，并有歌云："黄金花结粟米实，细碎酒下十五粒，灵丹功效妙如神，难产之时能救急"。

遇有血痢之症时可以将油菜捣汁取 30 克，加蜂蜜 10 克炖，温服每日 3 次。若是产后恶露不下不妨将油菜子炒香，肉桂各等分，共研细末，以醋煮面粉糊为丸，其丸如龙眼核大。每服 1~2 丸，温黄酒送下，每日 3 次。有劳伤吐血之症时可直接将全株油菜熬水服用。乳腺炎患者可以将油菜叶捣烂外敷，也可绞汁温服，每次 1 小杯，每日饮 3~4 杯。

黑大豆

营养丰富的黑大豆又名乌豆，所含蛋白质达 50% 以上，其脂肪含量多为不饱和脂肪酸，并含有一定磷脂，另外黑大豆还含异黄酮体、皂苷等。

中医认为，黑大豆性味甘平，有活血利水，祛风解毒的功效。《本草纲目》记载到："黑豆入肾功多，故能治水，消胀，下气，制风热而活血解毒"。临床上常用于治疗水肿胀满、风毒脚气、黄疸浮肿、风痹筋挛、产后风痉、痈肿疮毒等症。

生活中出现药物中毒情况的时候可以用单味黑豆煎汁服用，可解诸毒，若与生甘草水煎同服，可去一切热毒。出现水肿时用盐水煮熟黑大豆，吃豆喝汁，既可以治疗营养不良性水肿，又可乌发。若是水痢不止可以用黑豆750克，炒白术25克，共为末，每服9克，米汤送下。男子出现便血情况时用750克黑豆，炒焦研末，热酒浸之，去豆饮酒即可。有卒风不语之症的话可以将黑大豆煮汁，煎稠如饴，久含复饮下。如果有感冒发热之症的话可以用黑豆卷10克，荆芥，防风，苏叶各6克，. 水煎服。若是出现胎动不安，腰痛之症是可用黑豆250克，黄酒750克，加适量水煮熟，分次服用。

黄豆

中医认为，黄豆味甘，性平，可健脾宽中，润燥消水，活血解毒，尤其适用于面黄体弱，胃中积热，小便不利，习惯性便秘等症。

要想防治感冒可用1把黄豆，干香菜3克，白萝卜3片，水煎温服。治疗习惯性便秘可用黄豆皮120克，水煎分3次服。出现小腿溃疡的情况时可将黄豆加水煮至半熟后去外皮，然后将豆捣烂如泥，再将黄豆泥涂在厚纱布上敷于患处，每日换药1次即可。有胃痛腹痛之症时可用黄豆30粒，花椒60粒，水煎服。若是癫痫发作只需用500克黄豆，胡椒6粒，地龙12克，加水2500毫升共煎至水干。去掉胡椒和地龙，只吃黄豆，每日2次，每次15粒。

黄豆芽是黄大豆浸水发芽产生的，所以其性味与大豆相近，也有利湿清热的效果，可用来治疗胃气积结，胃中积热，水肿疼痛，湿痹筋挛膝痛，破妇人恶血等症。

所以妇女怀孕期出现高血压的话可以将黄豆芽水煮3~4小时，温服数次。若患寻常疣:的话可用黄豆芽，清水煮熟，连汤淡食，每日三餐，生吃，饱腹为止，连食3天为一个疗程；能但在治疗期间，不吃其它任何粮、油、菜；第4天起改为普通饮食，并继续食用黄豆芽。

羊血

羊血含水分80%，另为多种蛋白质，少量脂类（包括磷脂和胆固醇），葡萄糖及无机盐。蛋白质主要是血红蛋白，其次是血清白蛋白、血清球蛋白和少量纤维蛋白。

中医认为，羊血性平，味咸，有止血祛瘀的功能，可用来治疗妇女崩漏，外伤出血等症。

有急心痛病症者可将1碗米酒炖热，加入新鲜山羊血半碗，调匀内服。有吐血，积日不止之症的话可以新羊血，热饮一二小盏。

山楂

山楂对治疗心血管系统的疾病有显著效果，它能软化血管，扩张冠状动脉，增加冠脉血流量，改善心脏活力，兴奋中枢神经系统，并具有降血脂，降血压和强心、抗心律不齐等作用，因此常被用来治疗动脉硬化症，高血压，冠心病和老年性心脏衰弱等症。

中医认为，山楂性温，味酸、甘，有开胃止疼，消食化积，化瘀活血的功能，常用来治疗食欲不振，消化不良，胸腹胀满，痛经闭经，产后腹痛等症。山楂不宜与人参同食，亦不可多食。多食耗气，损齿，易饥，气虚羸弱，脾胃虚弱及空腹不宜食用。

对于妇女闭经的情况可用山楂60克煎汤，冲化红糖30克，服用即可。有脾虚久泻之症的不妨准备等份的鲜山楂肉和淮山药，加入适量白糖，调匀后蒸熟，冷后压成薄饼，这种薄饼深受小儿喜爱。食积腹胀话可以准备生山楂、炒麦芽各9克，以水煎服。高血压患者可用鲜山楂10牧，捣碎加糖30克，以水煎服。冠心病，高血脂患者可用适量山楂和毛冬青，水煎常服。若是产后恶露不尽的妇女可用百十个山楂，打碎煎汤，加少许砂糖，空腹温服。有肉食不消之症的话可用山楂肉120

克，水煮食果并饮其汁。

木瓜

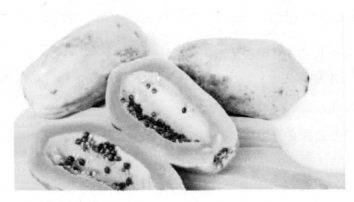

【图2.1.1 木瓜】

木瓜的果实中含有多种氨基酸和多种微量元素。现代医学认为，木瓜所含的番木瓜碱，可以治疗肿瘤；所含的木瓜蛋白酶，更是当今世界上受欢迎的食品添加剂之一。

中医认为，木瓜性平，味甘，功能是主利气，散滞血，疗心痛，解热郁，可用来治疗手足麻痹，烂脚。

若平时出现跌打伤肿之症时可用木瓜叶捣烂外敷，每日2~3次即可。若是消化不良的话不妨生食、煮食或用木瓜干粉，每次6~10克，每日2次。有湿疹之症时可将一个未成熟的干燥木瓜果研成细粉，撒布患处，每日2~3次。

芒果

现代医学研究发现，芒果中维生素 C 的含量高于常见的其他热带水果，且还含有粗纤维、胡萝卜素等多种营养物质，因此，芒果很受人们欢迎。

中医认为，芒果性凉，味甘、酸，有益胃止呕，生津止渴，化痰止咳，理气行血的作用，因此可用来治疗淤血，经闭，气逆呕吐，头目眩晕，烦热口渴及少尿等症。经验发现，常食芒果还能润泽皮肤，预防眼病。

若是生活中有小儿疳积之症的话可让其每日生食芒果 4 枚，早晚各服 2 枚，再以芒果叶 30 克，煎汤内服，每日 1 次。出现多发性疣时不妨准备芒果肉 2 枚，分 2 次服，取果皮擦患处。在食用芒果的时候应注意，饱饭后不可食用芒果，也不能与大蒜等辣物共食。

红糖

红糖是甘蔗茎汁经过炼制形成的赤色结晶体，又名赤砂糖，含有微量蛋白质、维生素、钙、铁、锌、锰、铬等元素。

中医认为，红糖性温，味甘，在温中散寒，活血化瘀方面有明显效果，所以可用来治疗风寒感冒，胃寒作痛，妇女血虚，月经不调等症。

若是腹部受寒产生疼痛腹泻的话可用黄酒 50 毫升，红糖 10 克，同煎至化，趁热服用。患慢性肾炎之症的话可将 1000 克芋头洗净切片，锅内煅灰研末，和 250 克红糖和匀，每服 30 克，每日 3 次。要想治疗闭经之症不妨用红糖 60 克，大枣 60 克，生姜 15 克，水煎代茶饮。

白酒

白酒就是用米、麦、黍、高粱和曲酿成的含酒精饮料，也称烧酒，学名为蒸馏酒。

通常说来，我国的白酒主要有大曲、小曲和麸曲三种类型。大曲以传统工艺用小麦、大麦、豌豆等原料经自然发酵制成，因耗粮多，出酒少，生产周期长，因此人们多用此技术酿造名酒和优质酒，如茅台、五粮液等。小曲酒由用米粉和米糠加中药制成，香味清淡，出酒率高，而南方各省生产的白酒约有一半是小曲白酒。麸曲酒则是用麸皮酒糟制成的散曲，因为出酒率高所以很适宜机械化生产。此外白酒还可根据香型

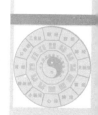

划分为清香、浓香、酱香、米香等几种类型。

中医认为，白酒性温、辛，味甘、苦，可通血脉，御寒气，行药势，所以很适合治疗胸痹心痛，风虫牙痛，风疮作痒，急性扭伤，风寒痹等症。除了使用白酒入药，中医对白酒做出深层次加工，即在白酒中加入中草药制成药酒，成为治疗各种疾病的补剂，如人参酒、虎骨酒、鹿茸酒、竹叶青、熊掌酒等。要注意的是，酒不可与咖啡同饮，因为那样会加重酒精对人体的损害。

若是扭挫伤腰痛的话可以用酒 60 克，韭菜 30 克，煮沸后服用。腹泻之症也可用少量白酒浸泡杨梅后服用。身上有冻疮的话可以取白酒 30 毫升，生姜汁 3 毫升，甘油 6 毫升，花椒 15 克。先将花椒浸入酒内，1 周后取出花椒，加入姜汁、体甘油，摇匀，涂在患处即可。

黄酒

黄酒又称老酒，酒精含量多在 15% ~ 20%，属低度酒，含有高级醇、糖、甘油、维生素、氨基酸等成分，可谓是营养丰富。

中医认为，其性温，味甘、辛，有散寒通经，推行药势，活血，调味的作用，比较适合用来治疗风湿痹痛，心腹泛痛，筋脉挛急，跌打疼痛等症。

属寒痰咳嗽的人可以用猪油、蜂蜜、芝麻油、茶末各 60 克，一起浸黄酒内，煮沸冷凝，每日饮用。若是单纯性腹泻的话可用黄酒 250 克，先煮沸黄酒，再加入红糖煮 2 ~ 3 分钟，待凉，顿服或分 2 次服。出现风疮的话可用少许蜂蜜，以黄酒调和后服下。有跌打扭伤的只需将黄酒烫温，洗在肿痛处，用力揉搓便可。

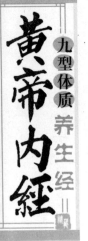

第二节　常见的活血祛瘀中药

对于血瘀体质者来说，要想改善此种体质，仍需坚持活血的基本原则，而且除了注意饮食养生法外，还应对症服用一些能够活血的药物。

因此，编者总结了一些常用的有活血之效的药材，介绍其基本特性，以供读者学习参考。一般来说，这类药物善于走散，具有行血，散瘀，通经，利痹，消肿，止痛的作用，很适合消除血瘀肿块。

川芎

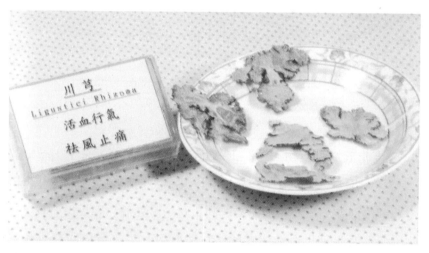

【图2.2.1 川芎】

本品为伞形科植物川芎的根茎，内含挥发油，生物碱、酚性物质、内酯类，有抗血小板凝集的作用，可以降低血小板表面活性，抗血栓形成，并对已形成的凝聚块有解聚作用，能扩张冠状动脉，增加冠状动脉血流量，降低心肌耗氧量，还可改善微循环，有镇痛、镇静和降压的显著作用。

中医认为，川芎性温，味辛，其主要功能为活血行气，祛风止痛，适合治疗外感风邪引起的头痛，风湿身痛，关节痛，血瘀所致的各种病

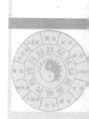

症，如冠心病、脉管炎、高血压等。但阴虚火旺者不宜用。

三七

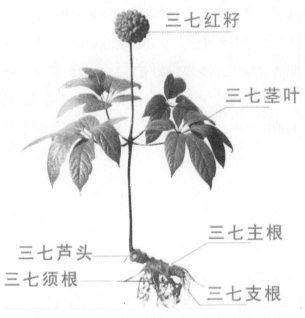

三七红籽

三七茎叶

三七主根

三七芦头

三七须根

三七支根

【图 2.2.2 三七】

三七指五加科植物人参三七的根。三七中含有大量三七皂苷，有
12 种以上皂苷的混合物，有些更是与人参中的皂苷类似。试验证明，
三七粉或浸液能缩短动物的血凝时间，对内脏如肝、脾等出血有良好的
止血效果，对各种出血性病症的咯血、血尿、眼出血均能获得明显疗
效。此外，三七还能扩张冠状动脉，增加冠脉流量，降低血压，减少肌
耗氧量，提高动物缺氧的耐受能力，因此具有抗心肌缺血作用。

中医认为，三七性温，味甘、微苦，有散瘀止血的显著功能，在治
疗跌打淤血，外伤出血，痈肿疼痛等方面非常有效，而三七熟品还有补
血和血之功，可用于失血和贫血之症。三七常作为粉末可用温开水送服
或随汤药冲服。

红花

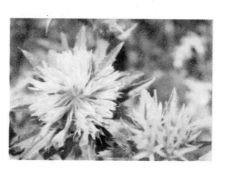

【图 2.2.3 红花】

红花指菊科植物红花的花。红花中含有二氢黄酮类成分，红花苷，红花醌苷，且含红花油等。红花制剂有增加冠状动脉及股动脉血流量的作用，能降低血压，抗凝血及抑制血栓形成，可使心脏恢复正常跳动，且不易发生纤颤，有显著的抗缺氧作用，对子宫平滑肌有兴奋作用，使子宫收缩的节律性明显增加。

中医认为，红花性温，味辛，主要功能是活血通经，祛瘀止痛，所以红花对治疗闭经痛经，恶露不行，腹部肿块，跌打损伤等症有显著效果，但无瘀血者及孕如忌用。

益母草

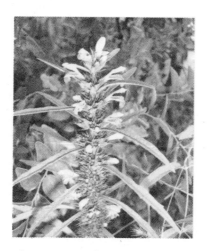

【2.2.4 益母草】

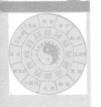
黄帝内经

九型体质养生经

益母草是唇形科植物益母草的全草。益母草含益母草碱，植物甾醇以及多量氯化钾等元素。益母草有明显的兴奋肠管及子宫平滑肌的作用，有降低血压和增加冠状动脉血流量，改善微循环，减慢心率及抗血小板凝集的作用。

中医认为，益母草性凉，味辛、苦。可以调经活血，祛瘀生新，利湿消肿，所以对于月经不调，痛经闭经，恶露不尽之症有很好的治疗效果。

丹参

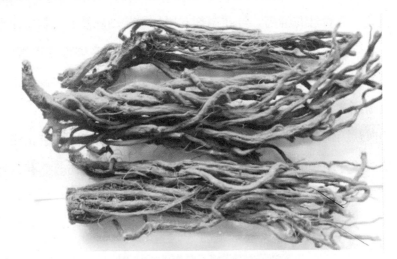

【图2.2.5 丹参】

丹参是唇形科植物丹参的根。丹参能改善微循环，提高机体耐缺氧能力，扩张冠状动脉，增加冠状动脉血流量，并能减缓心率，促进组织的修复与再生，有抗凝血的作用，还有一定的抑菌作用。可以说，一切急慢性病，只要有血瘀或血流不畅征象的都可以使用丹参。

中医认为，丹参性微寒，味苦，可以活瘀血，生新血，凉血安神，可以有效治疗心绞痛，月经不调，痛经闭经，血崩带下，症瘕，结聚，血瘀腹痛，惊悸不眠，骨节疼痛，恶疮肿痛养等症，但月经过多及咳血、尿血者慎用。

第三节　常见的活血祛瘀药膳

　　为了防止身体的血管出现堵塞，一定要从活血的角度来治疗，对于一些病情较轻的血虚体质者来说，平时尝试一些简单的药膳也是不错的选择。现编者总结了相关的活血祛湿药膳，提供详细的做法供读者参考。

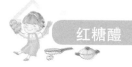

红糖醴

　　制作原料：黄酒 50 克，红糖 10 克。

　　制作流程：将黄酒和红糖一起放入小锅中，用小火煮沸，待糖溶化后停火，趁热顿服。

　　红糖醴这款药膳很适合治疗寒性腹痛、腹泻症之症。

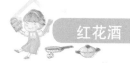

红花酒

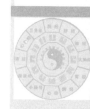

　　制作原料：红花 100 克，60 度白酒 400。

　　制作流程：将红花放入细口瓶中，加入白酒浸泡 1 周，而且每日需振摇细口瓶 1 次。完成后必需时服用 10 克，也可对凉白开水 10 克和加适量红糖。

　　红花酒的药膳来自《金匮要略》，原方用于"妇人六十二种风及腹中血气刺通"，原名红兰花酒，为治疗妇女血虚，血瘀性痛经的常用方，但孕妇忌服。

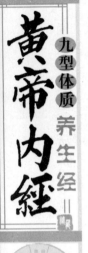

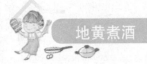

地黄煮酒

制作原料：黄酒 200 克，生地黄 6 克，益母草 10 克。

制作流程：把黄酒倒入瓷杯中，再加入生地黄、益母草，把瓷杯放在有水的蒸锅中加热蒸炖 20 分钟。每次温饮 50 克，每日 2 次。

功能：适用于淤血性产后出血症。本方出自《圣惠方》，原方用于"虚劳"证。品名为后加。脾虚泄泻，胃虚食少，胸膈多痰者慎食。

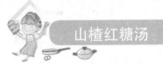

山楂红糖汤

制作原料：山楂 10 枚，适量红糖。

制作流程：把山楂冲洗干净后去核打碎，放入锅中，加入清水煮约 20 分钟，最后调以红糖食用。

山楂红糖汤出自《朱震亨》，方名为后补，原方用于"产妇恶露不尽，腹中疼痛，或儿枕作痛"，本方有活血散瘀功能，是治疗产妇恶露不尽和产后腹痛常用方。

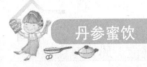

丹参蜜饮

制作原料：丹参 15 克，炙甘草 3 克，檀香 9 克，蜂蜜 30 克。

制作流程：丹参、炙甘草、檀香加水煎煮后去渣取汁，调入蜂蜜，再煎几沸，温凉后饮。

丹参蜜饮能补益脾胃，行气活血，很适合用来治疗胃及十二指肠溃疡、胃脘隐痛等症。

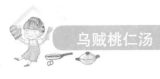

乌贼桃仁汤

制作原料：鲜乌贼肉 250 克，桃仁 15 克，酱油、黄酒、白糖适量。

制作流程：将乌贼肉冲洗干净后切条备用；将桃仁洗净后去皮备用。把乌贼肉放入锅中，同时加入桃仁，旺火烧沸后加入黄酒、酱油、白糖，再用小火煮至熟烂即可。

本方因有养血调经的功效，所以非常适合治疗血虚经闭之症，但孕妇忌食。

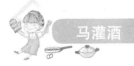

马灌酒

制作原料：天雄 80 克（生用），商陆根、踯躅各 40 克，乌头 1 枚（大者），附子 5 枚，桂心，白蔹，菌芋，干姜，酒适量。

制作流程：将上述药材用绢袋盛放，酒渍，春夏 5 日，秋冬 7 日，去质滓。初服 5 克，捣渣为散，酒服 2.5 克，每日 3 服。期间忌食生冷、鸡、猪肉、豆豉。

此药膳有除风气，通血脉，益精华，定六腑，聪明耳目，悦泽颜色，头白更黑等功效。

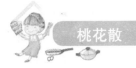

桃花散

制作原料：适量桃花。

制作流程：每年 3 月间在桃花将开放时采收，阴干后捣碎为末，装瓶备用。之后便开水冲服，每次 10 克，每日 2 次。

中医有"以色补色"之论，因花色娇艳，质轻上达，可使气血上荣面部，容颜娇美，所以长期服用桃花散可活血润肤，悦泽颜面。

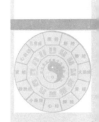

第四节 常见的活血祛瘀药方

由于血瘀体质产生的症状较多，所以这方面的药方亦是较多。编者将常用的药方总结如下：

（1）人参、三七、檀香等份适量。

将这三者研为末，温开水送服，每次2～3克，每日2～3次。

本方尤适用于气虚血滞所致的心力衰竭。

（2）生蒲黄、薤白、丹参、栝楼各15克，桂枝、红花、半夏、桃仁、五灵脂各9克，三七、琥珀各3克。

将上述药以水煎服。饭后服用尤能活血化瘀，每日2次。

（3）丹参30克，白酒500克。

将丹参浸泡至白酒中，每次饭前饮服10克，每日2～3次。

本方很能活血祛瘀，尤其适合血瘀体质常感心前区憋闷、疼痛者。

（4）三七粉3克，生山楂15克。

将两者以沸水泡半小时。代茶饮，每日1剂，连服数日。

本方功能活血祛瘀，清热，很适合血瘀体质而有热者。

（5）西洋参、鸡内金、琥珀、川三七、珍珠粉各10克，麝香0.3克。

将上述几种药共研细末，调匀后每次服2克，每日服2～3次。

本方很是可以补气活血，因此血瘀体质有失眠、健忘、心悸之症者可服用。

（6）桃枝1把，酒500毫升。

将桃枝切成小细条，加入酒，煎取25克，顿服。

本方可以活血通脉，适用于血瘀体质常感血液流通不畅者。

（7）丹参30克，糯米50克，红枣3枚，少许红糖。

丹参加水煎汤，去渣后放入糯米、红枣、红糖煮粥，成后温热食用，每日2次，10天为1疗程，隔3天再服。

食用本方可以活血祛瘀，补气，血瘀体质常感气短，懒言，大便泻泄者可放心尝试。

（8）黄芪30克，白芍12克，当归12克，川芎9克，地黄15克，炙甘草6克。

将上述各药以水煎服。每日1剂，每日服2次。

本方可使人补气生血，补血活血，适用于因气血两虚所致的血瘀体质者。

（9）延胡索、五灵脂、草果、没药等份适量。

将上药共为细末。每服6~9克。

本方的功能是活血理气，适宜气滞血瘀所致的血瘀体质者服用。

（10）三七粉3克，肉桂粉15克，当归30克。

用当归煎汤冲服三七粉与肉桂粉，每日分3次服用。

本方功有活血补血的显著功效，适用常感血虚者服用。

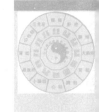

第三章　痰湿体质祛湿清热最重要

　　我们每天都会去卫生间排泄清浊二便，尤其是浊便，即大便，是很多疾病的病症表现载体。比如，浊便结束后在冲洗马桶的时候，是否有不成形，尤其是两三次都没有彻底清洗干净，仍有残留物留在马桶壁上？

　　如果有这种情况，那么有很大可能就可以认为是痰湿体质了。为什么这么说？"痰湿"就具有"痰"的特性，即黏糊糊也有湿答答的感觉。因此，浊便粘在马桶上也就不难理解了。

　　中医认为，因为气机不利，决渎阻滞，津液积聚就形成了痰与湿。脾失运化，痰饮即因此产生，所以有"脾为生痰之源、肺为贮痰之器"之说。痰湿也有因肾虚不能制水而造成，所以水泛为痰。

　　《景岳全书》说道："五脏之病，俱能生痰"，这句话指出痰病的范围很广的特征，即脏腑经络皆可有之。又因痰随气行，无处不到，所以又有"百病中多兼有痰痰生百病"、"怪病多痰"等说法。所以，痰的病证比较复杂，如咳嗽有痰，胸脘痞闷，眩晕呕恶以及中风癫痫，痰核瘰疬等病症。

　　通常来看，痰湿的产生，外因有暑湿寒热，内因可以是饮食劳倦，七情所伤，以最终导致脾胃肺肾的功能失司，三焦气化不利，气血营卫运行不畅，水谷精微不得输布周身，故而津液停积，复生痰湿。

　　我们其实也可以平时很多细节去观察自己是否有痰湿体质的症状，

以便做出及时判断和预防，所以，希望读者朋友根据自己最近一年的感受做出回答。

1. 是否时常感到身体不轻松或不爽快？　　　　（1）是　　（2）否
2. 是否感到胸闷或腹部胀满？　　　　　　　　（1）是　　（2）否
3. 腹部是否肥满松软？　　　　　　　　　　　（1）是　　（2）否
4. 额头油脂是否分泌过多？　　　　　　　　　（1）是　　（2）否
5. 是否平时痰多、咽部痰堵感？　　　　　　　（1）是　　（2）否
6. 嘴中是否有黏黏的感觉？　　　　　　　　　（1）是　　（2）否
7. 上眼睑是否较常人肿？　　　　　　　　　　（1）是　　（2）否

如果根据以上测试题给出了较多"是"的回答，那么就需要警惕自己是否属于痰湿体质了。一般来说，痰湿体质一旦形成，便会出现下述体质特点：如形体肥胖，肌肉松弛，嗜食肥甘，神倦身重，懒动嗜睡，口中粘腻或便溏，脉濡而滑，舌体胖，苔滑腻。

在性格上，痰湿体质的人温和稳重，善于忍耐。另外，从经验来说，喜欢吃甜腻食物、不爱运动爱睡觉、生活安逸的中老年人有更大几率成为痰湿体质，而且其中以男性居多，如果不及时对痰湿体质进行重视和调理，接下来的患病倾向则可能是冠心病、高血压、高脂血症、糖尿病等疾病。

那么，应怎样养生，才能改变痰湿体质呢？首先，总的来说，这类人们可以在饮食上以清淡为准，少食肥肉及甜、黏、油腻的食物，多食荷叶、葱、蒜、海带、海藻、萝卜、冬瓜、金橘、芥末等食物。在服用药物的时候可以选择黄芪、苍术、橘红、茯苓、荷叶、冬瓜皮等药材，此外，平时亦可多进行一些户外活动，可以经常晒太阳或进行日光浴，保证长期坚持运动锻炼。当然，要想彻底改善痰湿体质的话，最好是根据编者的以下总结来进行详细全面了解。

第一节　常见的祛湿清热食物

我们知道，潮湿闷热的环境是产生痰湿体质的重要因素，其实，从内向来看，人体内部脏腑也会为湿邪的运化提供机会，比如通调水道的肺，运化水湿的脾，主管水液的肾。如果这些器官出现功能不足的问题，自然无法正常应对湿邪的侵袭。

所以，要想改善痰湿体质的话，就必须常吃可以宣肺、健脾、益肾、化痰的食物和药膳。在此，编者总结出以下利于祛湿的食物和药膳，以便帮助读者增加养生知识，进行科学规划。

文蛤

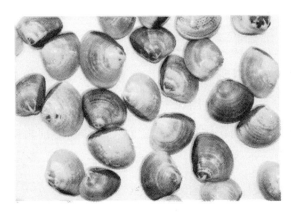

【图 3.1.1 文蛤】

文蛤是帘蛤科动物文蛤的肉，又名海蛤。文蛤肉嫩味鲜，为蛤类上品，且因其肉中含蛋白质、脂肪、无机盐、维生素等多种有益物质，其中的提取物还能抑制葡萄球菌，对治疗肝癌有一定的辅助作用。

中医认为，文蛤性寒，味咸，有清热利湿，化痰散结的功能，很适合用来治疗水肿黄疸，咳嗽痰多，妇人血块，月经失调等症。

若有咳嗽痰多之症可用文蛤 60 克，葱 5 茎，煮食。甲状腺肿大患者可用蛤壳 12 克，海蒿子 15 克，牡蛎 15 克，夏枯草 18 克，以水煎

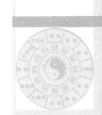

服。有酒渣鼻的可将蛤粉 15 克，轻粉 8 克，川黄柏 8 克，青黛 5 克，石膏（煅）15 克，共研细粉，再加 50 毫升麻油调匀。用时加冷水使稠，先以温水洗面，然后涂药于患处，早晚各 1 次。月经失调者可用文蛤 30 克，加葱、姜煮食。

花生

花生，被誉为"植物肉"。之所以有此殊荣是因为花生的蛋白质含量在 30% 以上，含油量高达 50%，蛋白质吸收率 90% 左右。此外，花生中含有较高量的核黄素、钙、磷，也有落花生酸、棕榈酸等物质。

花生不仅营养丰富，也因为没有太多限制，所以很适合儿童、老人、孕妇食用，尤其适合高血压、动脉硬化病者食用，因为花生有降压、止血和降低胆固醇的作用。

中医认为，花生性平，味甘，有悦脾和胃，润肺化痰，滋养调气，清咽止咳的功能。所以有营养不良，脾胃失调，咳嗽痰喘，乳汁缺乏，肠燥便秘等症的人可经常食用花生。

高血压患者可以把花生用醋浸泡 7 天，每晚睡前可嚼服 7~8 粒。要想治疗血小板减少之症的话可以将连衣花生米炒食，每日 3 次，每次 60 克，1 周为 1 疗程。久咳的话可将 50 克花生米以文火煎后调服。有乳少之症的患者不妨用花生米 90 克，猪脚 1 只，一起炖服。治疗白带之症可用花生米 120 克，冰片 9 克，捣如泥，分两次服，每天 1 次，空腹温开水送下。有肾病水肿之症的患者可以各取花生米、红枣 30 克，煎汤代茶饮。要想治疗紫癜可以每日食用 3 次花生米，每次 50 克，连服 1 周。

花生的食用方法很多，可生食，亦可煮炸，而且其营养成分基本不受影响。但花生易受潮而发霉变质，并因此产生致癌性很强的黄曲霉毒素。所以在食用花生的时候一定要注意，霉变的花生不可食用。

丝瓜

因丝瓜始产自南方，故有"蛮瓜"之称。中医认为，丝瓜性凉，味甘。可以止咳平喘，清热解毒，凉血止血，故而很适合治疗热病烦渴，痰喘咳嗽，赤白带下等症。李时珍就曾说："丝瓜去风化痰，凉血解毒，杀虫，通经络，行血脉，下乳汁"。

因此，若是乳汁不行，可用丝瓜连子烧存性，研末，酒调服3～6克，被覆取汗。有腰痛不止病症的可将丝瓜子仁炒焦，以酒热服，并以渣炒热敷痛处。

冬瓜

研究发现，冬瓜热量低，不含脂肪，又有显著的利尿功能，所以常食冬瓜有"轻身减肥"的效果，正如《食疗本草》中所说："欲得体瘦轻健者，则可长食之；若要肥，则勿食也"。

中医认为，冬瓜性微寒，味甘、淡，可利尿清热，化痰解渴，很适合用来治疗水肿，胀满，痰喘，暑热，消渴，痈疽，痔疮等症。

所以，有水肿病症的话可取冬瓜500克，鲤鱼250克，不加盐煮服。若是乳少可用冬瓜皮、鲢鱼调味煮汤食用。患胃炎之症的话可用冬瓜仁15～30克，水煎服用。出现肺脓疡的话可将15克冬瓜子煎服，也可配伍桃仁、鱼腥草、苡米等同煎。发生中暑现象的话可用冬瓜500克，煮汤3大碗，每日分3次服食。

萝卜

萝卜甘甜清淡，营养丰富，是一种深受人们喜爱的食疗良药。俗话说："萝卜上市，医生无事"。由此可见萝卜的养生保健功效。

而现代医学研究发现，萝卜含有的维生素C比一般水果还多，维

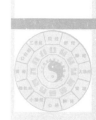

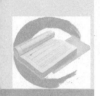

生素 A 和维生素 B 及钙、磷、铁也很丰富。萝卜中的淀粉酶有助于消化，还有葡萄糖、蔗糖、果糖、胆碱、芥子油等物质。此外，萝卜所含的纤维木质素有抗癌作用，萝卜还能分解致癌的亚硝胺，具有防癌作用。

中医认为，萝卜性凉，味辛、甘，在消食化痰，下气宽中，抗菌解毒方面有明显作用，因而可用来治疗咳嗽痰喘，食积气滞，胸腹胀闷及鼻衄，咯血，感冒等疾病。另外，不难发现，萝卜的品种较多，如白萝卜、红萝卜、绿萝卜、水萝卜等，各种品种的萝卜功用大体相同，生熟皆可食。

食用萝卜时，需要根据不同病症做出差异性做法，有结核性、粘连性、机械性肠梗阻之症的话可以将白萝卜 500 克切片，浓煮汤食，1 次食完。有吐血，便血之症的可用萝卜汁和藕汁饮。要想治疗痢疾之症可将 60 克萝卜切片，适量粳米适量，煮粥食。患慢性咳嗽，痰多气急时不妨将 1 个白萝卜切片，加入适量冰糖，隔水蒸，服食。

鳙鱼

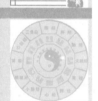

鳙鱼又名胖头鱼。中医认为，鳙鱼性温，味甘，有暖胃补虚的良好功效，尤其适合治疗眩晕，多痰，寻常疣等疾病。民谚还称："鳙鱼吃头，青鱼吃尾，鸭子吃大腿"，所以民间以食鳙鱼头补虚，并治耳鸣头晕。关于食用鳙鱼，《本草纲目》认为："多食动风热，发疥。有热病及风热者不宜食。"

因此，有头风眩晕之症的不妨用 1 条鳙鱼头，川芎 60 克，白芷 60 克，一起炖熟，去药，食肉喝汤。患寻常疣者则可用鳙鱼 1 条，苡米 30 克共同煮食。有神经衰弱，用脑过度之症的人可将 1 个鳙鱼头去鳃洗净后，放于盘中，另加苡米 25 克、益智仁 25 克、核桃仁 25 克、葡萄干 25 克、冰糖 10 克，隔水炖煮，熟后 1 次食下，常服有效。

紫菜

现代药理学研究发现，紫菜可降低血浆胆固醇含量。

中医认为，紫菜性寒，味甘、咸，可以化痰软坚，清热利尿，适合用来治疗瘿瘤，水肿，淋病，脚气等症。但脾胃虚寒而有湿滞者不宜食用紫菜。

所以，有脚气病者可用紫菜15克，猪瘦肉100克，适量清水煮汤，加油、盐、味精等调味服食。患慢性气管炎的人不妨用紫菜15克，远志15克，牡蛎30克，以水煎服。

荸荠

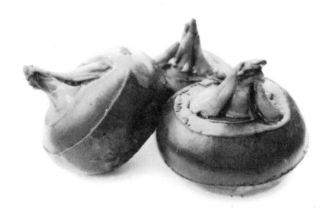

【图 3.1.2 荸荠】

荸荠又名马蹄。每100克荸荠中含磷80毫克，此外还有少量蛋白质、铁、维生素等，另含一种不耐热的抗菌成分，对金黄色葡萄球菌、大肠杆菌及产气杆菌均有抑制作用。

中医认为，荸荠性寒，味甘，有清热利津，化痰消积的功效，可用来治疗热病烦渴，阴虚肺燥，痰热咳嗽，肝阳上亢之高血压等症。但脾胃虚寒及血虚者慎服。

感觉咽喉肿痛的人可将荸荠绞汁冷服，每次120克。患高血压，瘰疬病者可用荸荠200克，海蜇皮（漂洗）100克，加水炖，每日分2～3

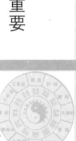

49

次服完。有黄疸湿热，小便不利之症的可将荸荠 120 克打碎，煎汤代茶。

冰糖

冰糖由白砂糖精制而成，质地晶亮，品质上等。

中医认为，冰糖性平，味甘，可以补中益气，和胃润肺，止咳化痰。因此常被用来治疗中气不足，肺热咳嗽，口燥咽干，咽喉肿痛等症。

橄榄

橄榄又名青果。说到口感，橄榄刚入口时有酸、苦、涩之味，但细嚼之后，苦尽甘来，满口生津，回味无穷。

中医认为，橄榄性平，味甘、酸、涩，有清热解毒，润肺利咽，化痰消积的功效，可用来治疗咽喉肿痛，肺热干咳，气滞食积，鱼鳖中毒等症。

患有急性气管炎，咳嗽，咽喉痛的人可以直接将萝卜同橄榄水炖代茶，随时饮用皆可。

枇杷

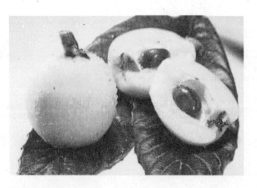

【图 3.1.3 枇杷】

中医认为，枇杷性平，味甘，其润肺，化痰，止咳的功效很是显著，所以很适合治疗肺热咳嗽，口干烦渴，胃热呕恶等症。枇杷可生食，亦可制膏或煮食，但多食会助湿生痰，因此，有痰湿，脾虚滑泻者不宜食用。

平时若是出现声音嘶哑的状况可以用鲜枇杷叶 30 克，淡竹叶 15 克，以水煎服。要想防治流感不妨将枇杷叶 15 克，以水煎服，连服数日。有咳嗽之症的可以将枇杷叶去毛蜜炙，每次 15 克，水煎服。若是暑热口渴可用鲜枇杷叶、鲜竹叶各 30 克，煎汤代茶饮。

竹笋

中医认为，竹笋性寒，味甘，可清热消痰，爽胃利肠，在治疗肺热咳嗽，支气管炎痰多，胃热嘈杂，厌腻纳呆，大便秘结等疾病方面很有效果。

因此有腹水之症者可取竹笋，陈蒲瓜各 60 克，或加冬瓜皮 30 克，以水煎服。对于小儿麻疹之症可以用鲜竹笋同鲫鱼煮汤食。患高血压者则可用鲜竹叶芯 60 克，槐花 10 克，夏枯草 15 克，水煎服。

第二节　常见的祛湿清热中药

痰湿体质者必须坚持服用一些能够化痰利湿的中药。兹介绍常用中药与常用方剂。在这部分内容中，前八种药物主要作用是化痰，后三种药物的主要作用则是利湿，它们可以调节体内水液代谢，促进水液排出，治疗水肿湿证。

杏仁

中医认为，杏仁味苦，辛，微甘，性温，有小毒。有降气行痰，除风散寒，润燥通肠等作用，但久咳肺气虚者慎用。

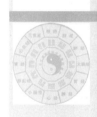

51

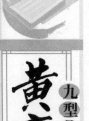

杏仁分苦杏仁和甜杏仁两种。若处方上只写杏仁，药房即给苦杏仁，所以若是用甜杏仁就须写清楚。苦杏仁力较急，适用于壮人、实证；而甜杏仁味甘，性平，力较缓，适用于老人、体虚及虚劳咳嗽者。小儿使用时，用量不可过大，以防中毒导致呼吸麻痹。发生杏仁中毒时，轻者可用杏树皮100克煎汤服用，重者必须立刻送往医院抢救。

川贝母

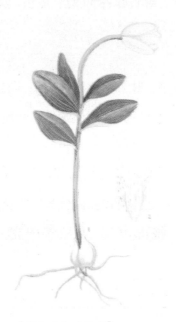

【图 3.2.1 川贝母】

川贝母是百合科植物卷叶贝母、乌花贝母和棱砂贝母的地下鳞茎，其含有多种生物碱，能有效地镇咳祛痰，因此被广泛用于治疗慢性和急性气管炎、上呼吸道感染和结核所致的咳嗽，特别是对上呼吸道感染经控制后仍咳嗽，且吐痰不利者，服用川贝母粉可有更佳疗效。

中医认为，川贝母性凉，味甘、苦，可以止咳化痰，清热散结，很适合治疗虚劳咳嗽，吐痰咯血，心胸郁结，喉痹肺痿，瘰疬乳痈等症。使用时可将其研为细粉，随汤药冲服。

葶苈子

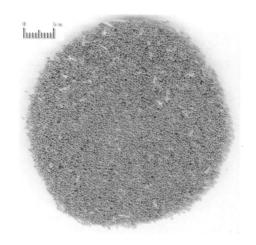

【图 3.2.2 葶苈子】

葶苈子是十字花科植物独行菜、播娘蒿的种子。葶苈子种含有脂肪油、芥子苷等物质，此外，葶苈子中的谷甾醇及强心苷成分，可使心脏收缩加强，心率减慢，对衰竭的心脏，可增加血液的输出量，降低静脉压。

中医认为，葶苈子性寒，味辛、苦，有下气行水的功能，因此在治疗肺壅喘息，痰饮咳嗽，水肿胀满等症时有不错的效果。

紫菀

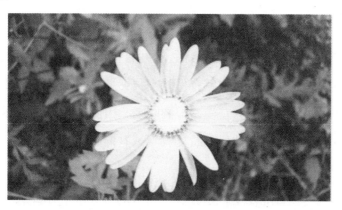

【图 3.2.3 紫菀】

紫菀指菊科植物紫菀的根及根茎。紫菀中含有紫菀皂苷、紫菀酮及挥发油等。药理试验证明，紫菀煎剂还有镇咳祛痰的作用，此外，紫菀对大肠杆菌、伤寒杆菌也有不同程度的抑制作用。

中医认为，紫菀性微温，味甘、苦，可以功能止咳化痰，定喘解热，所以常被用来治疗风寒咳嗽气喘，虚劳咳吐脓血，喉痹，小便不利等症。

百部

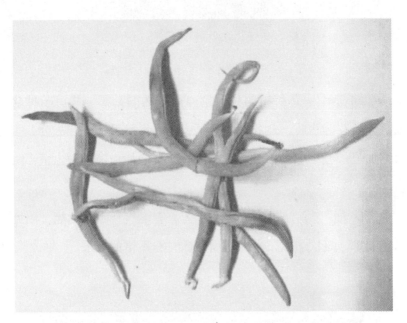

【图 3.2.4 百部】

百部是百部科植物蔓生百部，对叶百部和叶百部的块根。百部内含多种生物碱，而这些生物碱有松弛支气管平滑肌痉挛的作用，并能降低动物呼吸中枢神经的兴奋性，抑制咳嗽，因而具有镇咳作用。实验还证明，百部煎剂对多种致病菌及皮肤真菌有抑制作用，亦能有效抑制某些流感病毒发作。

中医认为，百部性平，味甘、辛，有润肺止咳，杀虫化痰的功效，很适合用来治疗风寒咳嗽，吐痰，百日咳，老年咳喘及肺结核等症，不过，消化不良及大便泻泄者不宜使用。

半夏

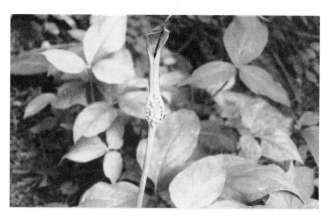

【图3.2.5 半夏】

半夏是指天南星科植物半夏的块茎。半夏中含有左旋麻黄碱及胆碱，亦含挥发性氨基丁酸等，有止咳作用。

中医认为，半夏味辛，性温，有毒，可燥湿化痰，降逆止呕，消痞散结，在治疗咳喘，痰厥头痛，眩晕不眠，恶心呕吐，反胃，胸脘痞闷，腹胀等症时效果卓越。在使用时需注意，一切阴虚血少，津液不足，舌赤无苔及孕妇后期者均禁用此药。

马兜铃

马兜铃内质含马兜铃碱、木兰碱、马兜铃酸等物质。研究发现，马兜铃可抗菌，对呼吸道感染的常见致病菌有抑制作用，马兜铃酸有抗癌、抗感染及增强吞噬细胞活性的作用。而其煎剂有祛痰和舒张平滑肌的功效，此外，马兜铃还有温和而持久的降压作用。

中医认为，马兜铃性寒，味苦、微辛，能清肺化痰，止咳平喘，很适合用来治疗肺热咳喘，痰壅气促，肺虚久咳，咯血失音，痔漏肿痛等症。

桔梗

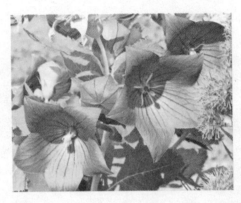

【图 3.2.6 桔梗】

桔梗是指桔梗科植物桔梗的根。桔梗中含有桔梗皂苷、菠菜甾醇、桔梗酸等物质，其中的桔梗皂苷能刺激黏膜，引起黏膜分泌亢进，稀释痰液，促其排出，还能镇咳、镇静和解热。桔梗还具有抗炎作用，可与相关药物配伍治疗咽喉肿痛、伤风咳嗽及其它上呼吸道炎。

中医认为，桔梗味苦、辛，性平，可宣通肺气，疏风解表，祛痰排脓，有利咽之功效，可用来治疗咳嗽多痰，或痰多不易咯出等症。但虚证咳嗽及干咳无痰者不用。

车前草

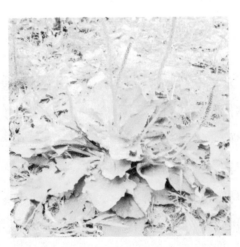

【图 3.2.7 车前草】

车前草内含车前苷、桃叶珊瑚苷及车前果胶等物质。相关药理试验证明，车前草煎剂有调节胃分泌功能，增加气管内分泌而祛痰的作用，对致病性皮肤真菌及某些病菌有抑制作用。

中医认为，车前草性寒，味甘，有清肝明目，利水通淋，止咳化痰的功效，很适合治疗小便不通，淋浊带下，咳嗽多痰，暑湿泻泄，尿血湿痹等症。

泽泻

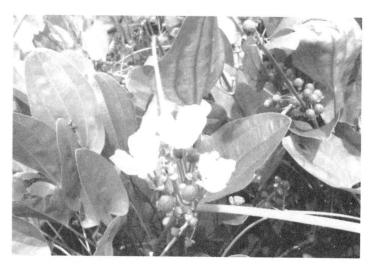

【图 3.2.8 泽泻】

泽泻是泽泻科植物泽泻的块茎，其中含有多种二萜类成分包括两种泽泻醇、两种乙酸泽泻酯等物质，亦含挥发油、少量生物碱，胆碱，卵磷脂。相关药理试验发现，泽泻有显著扩张冠状动脉的作用，还能轻度降压，可以减轻血液胆固醇、甘油三酯和抗动脉粥样硬化病清，有抗脂肪肝和利尿的显著作用。

中医认为，泽泻性寒，味甘、淡，其功能主要是利水渗湿，泻热，可用来治疗小便不利，水肿胀满，呕吐，泻痢，痰饮，脚气，淋病等症，但阴虚无湿热者忌用。

石韦

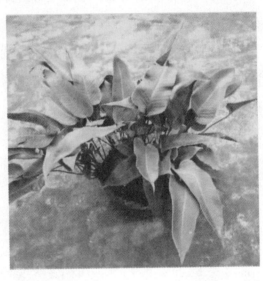

【图3.2.9 石韦】

石韦是水龙骨科植物石韦和庐山石韦或有柄石韦的叶片。石韦中含有黄酮类化合物等物质，有镇咳祛痰及平喘的明显作用，还可利尿消肿。临床经验证明，石韦在于治疗慢性气管炎、支气管哮喘有显著疗效。

中医认为，石韦性凉，味苦、甘，可利水通淋，清泄肺热，适合用来治疗淋痛，尿血，尿路结石，肾炎，肺热咳嗽，慢性气管炎，痢疾等症。用石韦叶水煎服或用开水冲泡，代茶饮用，对治疗治疗急、慢性肾炎及肾盂肾炎有显著疗效。

第三节　常见的祛湿清热药膳

痰湿体质者完全可以通过饮食疗法来改善器官运化湿气的能力，在增强正气的基础上，才能更好地应对外邪侵袭。现编者总结了一些简单实用的祛湿清热药膳，提供给读者。

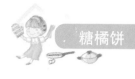

糖橘饼

制作原料：橘肉 500 克，白砂糖 500 克，水适量。

制作流程：将橘子去皮、核后放入铝锅，加入适量白砂糖，再以小火熬至汁尽，停火待冷，把每瓣橘肉用勺压扁成饼，再拌入白糖，放盘中风于数日再装瓶备用。

糖橘饼不仅口感甜美，制成糖橘饼后性转甘温，有宽中下气，止嗽化痰的疗效，若能经常食用，可治疗食后腹胀，咳嗽多痰等症。本方出自《纲目拾遗》，脾胃湿热者慎用。

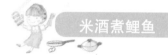

米酒煮鲤鱼

制作原料：大鲤鱼 1 条，黄酒 500 克。

制作流程：将鲤鱼去鳞及内脏，冲洗干净后放到锅中，加黄酒及少量清水。煮至汤汁将尽即可。

本方出自《补缺肘后方》，方名为后补。原方用于"卒肿满，身面皆洪大"，为治疗水肿常用方。由此可知，其有利水消肿的功效，可用于治疗营养不良性水肿，身面皆肿等症。

川贝杏仁饮

制作原料：川贝母 6 克，杏仁 3 克，冰糖或蜂蜜少许。

制作流程：将川贝母、杏仁洗净后放置在锅内，加水烧沸后，放入冰糖或蜂蜜，改用文火煮 30 分钟，每日临睡前服用 5 ～ 10 毫升。

川贝加杏仁最能化痰止咳，很适合肺热咳喘者服用。

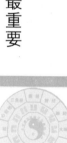

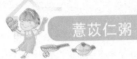

薏苡仁粥

制作原料：薏苡仁 30 克，粳米 50 克。

制作流程：将生薏苡仁洗净晒干后碾成细粉，再与粳米一起下锅，加水煮至粥成。每日服用 2 次。

该方有健脾利湿，轻身健美的功能，对于脾虚湿盛所致的水肿、胀满有较好疗效。虚胖者服食后，水去胖消，全身轻松。

鲜拌三皮

制作原料：西瓜皮 200 克，冬瓜皮 200 克，黄瓜皮 200 克。

制作流程：将西瓜皮去蜡质外皮，冬瓜皮去绒毛外皮，与黄瓜皮一起，在开水锅内焯一下，待冷后切成条状，放在盘中，加少许盐、味精拌匀即可。

这三种食材有清热，利湿，减肥的效果，且口感清淡，很适合肥胖者经常食用，另外，它对小便不利，四肢浮肿之症也有不错的功效。

魔芋豆腐

制作原料：魔芋粉 100 克，大蒜适量，米粉、食油、米醋、食盐、石灰水适量。

制作流程：将魔芋粉放入锅内，加适量水，边煮边搅，点适量石灰水，待魔芋充分吸水膨胀后，调入米粉，搅拌均匀，收汁而成。冷却后会呈白色，形似豆腐，质地细滑，临用时切成片，入开水锅焯一下，捞出装盘，再拌上少许大蒜、食盐、米醋、香油，即可。

这道魔芋豆腐的药膳不仅食之有味，还能使人化痰行瘀，降脂减肥。

荷叶莲藕炒豆芽

制作原料： 鲜荷叶或干荷叶 200 克，水发莲子 50 克，绿豆芽 150 克，鲜藕 100 克切丝，食盐、味精各适量。

制作流程： 将水发莲子与荷叶加水煎汤备用。素油烧热后将藕丝炒至七成熟，再加入莲子、绿豆芽，烹入荷叶，加适量莲子汤及盐、味精，至熟出锅。

这道药膳有补脾肾，渗水湿，消肥胖多种功能，对时有低热、下肢肿胀、小便不利的肥胖症状，疗效尤为明显。

减肥茶

制作原料： 干荷叶 60 克，生山楂 15 克，生苡仁 15 克，橘皮 5 克。

制作流程： 将荷叶、生山楂、苡仁、橘皮切碎捣研成细末，混匀后装瓶备用。晨起后可取细末放在杯中，用沸水冲泡浸泡 20 分钟即可代茶饮。

这款减肥茶对于痰湿之人很有帮助，因其可以理气化湿，消食活血，长期服用有减肥作用。

青龙白虎汤

制作原料： 鲜橄榄 3～5 枚，鲜萝卜 100 克。

制作流程： 将橄榄劈开，与切丝的鲜萝卜一起放入锅内，加水煎煮 30 分钟左右，去渣取汁，代茶饮。

萝卜在清肺方面很有代表性，因此这款药膳有清肺化痰，解毒利咽

61

的功效，很适合咽喉肿痛，声音嘶哑者服用。

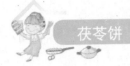
茯苓饼

制作原料：茯苓200克，面粉100克。

制作流程：将茯苓研成粉末，与面粉混合，用水调作饼，烙熟后即可食用。

茯苓饼能利水化湿，健脾益气，可作为家常食物食用，而且尤其适合肥胖者食用。

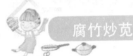
腐竹炒苋菜

制作原料：水发腐竹100克，苋菜200克，素油50克，葱丝、糖、盐、味精、葛根淀粉适量。

制作流程：炒锅内油热后放入葱丝，炒出香味时，放入腐竹段炒至七成熟，再加入苋菜段翻炒，最后放入盐、糖、味精至熟透，勾葛根淀粉收汤，汁明亮即可起锅。

这道药膳中的腐竹其实就是豆腐皮，可养胃祛痰，而苋菜又能清肝聪耳，因此很适合体质肥胖、痰多食少、内热便秘者食用。

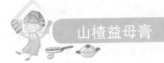
山楂益母膏

制作原料：生山楂、益母草各50克，红糖100克。

制作流程：将山楂去核切片，加适量水后将山楂与益母草同煎，煎取400毫升，放入红糖搅匀，浓缩收膏。每服20毫升。

这道药膳有活血化瘀的显著功效，因此有产后恶露不绝，腹痛之症的人们可以食用。

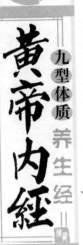

第四节　常见的祛湿清热药方

　　将一些常见的食材和药材搭配起来就能做出很多简单常见的祛湿药方，尤其适合家庭使用，以便改善内在因素，帮助人们抵制湿邪热邪的伤害。

　　（1）白芥子15克，苏子10克，莱菔子9克。

　　以水煎服，每日1剂，分2次服。

　　本方出自《韩氏医通》，其功能是温化痰饮，降气消食，因此常用来治疗咳嗽气喘，痰多胸闷，食少难化，舌苔白腻，脉滑等症。

　　（2）杏仁10克，陈皮12克，苏子9克，半夏9克，茯苓12克，甘草6克。

　　制成水丸，每服6~9克，每日2次。

　　本方出自《温病条辨》，有温化寒痰，燥湿平喘的功效，可用来治疗寒痰咳嗽，痰多色白，胸闷气喘，脘腹作胀等症。

　　（3）蛤蚧，番仁，桑白皮，甘草，知母，人参，茯苓，贝母各50克。

　　本方为散剂，口服，每服6~9克，每日服2次。

　　本方出自《卫生宝鉴》，有补肺清热，化痰定喘的功能，所以，对于久病体虚兼有肺热气喘咳嗽的病症有很好的治疗作用。

　　（4）秋梨，百合，麦冬，款冬花，川贝母，冰糖各50克。

　　制成口服，每次10~20克，每日2次。

　　本方出自《医学从众录》，可养阴润肺，止咳生津，故适用于阴虚肺热引起的咳嗽气短，口燥咽干，痰少质粘，喉痛声哑等症。

　　（5）熟地黄，山茱萸，茯苓，山药，丹皮，泽泻，附子，肉桂，车前子，牛膝各50克。

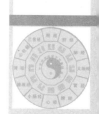

本方为小丸剂，制成后每日服 2 次，每服 9 克。

本方出自《济生方》，其功能为温阳利湿，所以很适合用来治疗痰湿体质，湿邪偏重，常有浮肿，小便不利诸症。

（6）桃花 3 朵（0.5～1 克）。

将收集的桃花瓣阴干研末，空腹饮服，每日 3 次。

据称唐玄宗时期的贵妃杨玉环因身材肥胖，故饮桃花汁减肥驻颜，因而有了此方。

（7）粳米 50 克，淫羊藿 30 克，肉桂 10 克。

先将淫羊藿、肉桂煎水，去药渣留药液，再下粳米煮粥。粥成每日早、晚空腹吃 1 碗。

本方尤其适合甲状腺机能减退所致的肥胖症患者服用。

（8）茯苓，肉桂，泽泻，猪苓，白术各 100 克。

本方为散剂，每袋装 30 克，以温开水冲服。

本方出自《伤寒论》，其功能为利水化湿，温阳化气，适合用来治疗因痰湿体质所致的小便不利及水肿等症。

（9）生山楂 500 克，蜂蜜 250 克。

将山楂去掉果柄及果核后放在锅内，加适量水，煎煮至七成熟烂，水要耗尽时，加入蜂蜜，改成小火煎煮熟透，收汁即可。待冷后放入瓶内贮存备用。每日服用数次。

（10）白菜 200 克，干虾米 10 克，酱油 10 克，植物油 10 克，精盐、味精少许。

将干虾米用温水浸泡发好。白菜洗净后切成 3 厘米的段。油锅热时，放入白菜炒至半熟，再放入虾米、精盐、味精，加适量清水，盖上锅盖烧透即可。

（11）陈皮、陈瓢各 10 克，鲜竹叶 20 片，白糖适量。

煎煮数沸后加入白糖，成后代茶饮。

（12）白茯苓粉 15～30 克，粳米 60～100 克。

加适量水煮粥，粥成加胡椒粉、盐、味精少许（或加白糖适量），调味食。

（13）干竹荪 1 克，银耳 10 克，鸡蛋、精盐、味精适量。

先泡透竹荪，再用清水将其冲洗干净。银耳亦是浸泡后洗净，去蒂。鸡蛋打碎搅匀，清水煮沸后，倒入鸡蛋糊，加入竹荪、银耳，再以文火烧 10 分钟，加适量精盐、味精。

本方可做饮食常用，而且对于肥胖病腹壁脂肪较多者有很好的疗效。

（14）鲤鱼 1 条，橘皮 30 克，橘皮、葱、姜、黄酒、精盐适量。

将鲤鱼刮鳞，去除脏肠，再用清水冲洗干净，放入锅内，同时放入橘皮、葱、姜、黄酒、食盐及适量清水，煮沸后去掉浮沫，加盖继续炖煮至鱼肉熟烂，汤汁色白即可，可佐餐食用。

（15）冬瓜 500 克，熟火腿 30 克，冬笋（净）25 克，蘑菇 25 克，鸡汁 250 克，水豆粉 10 克，香油 5 克，炼猪油 15 克，精盐、胡椒粉、味精、葱花适量。

将洗净的冬瓜切成 4.5 厘米长，3.3 厘米宽，0.7 厘米厚的片，放入沸水锅内焯至刚熟时捞出。再将熟火腿、冬笋、蘑菇切成薄片。炒锅内猪油烧至三成热时，放入冬瓜、火腿、冬笋、蘑菇，翻炒一会，再加入鸡汁、精盐、胡椒粉、味精，沸至软熟入味，用水豆粉勾芡，再加葱花，淋上香油，推匀起锅即可。

这道风味药膳非常适合营养性肥胖者食用。

（16）赤小豆 30 克，粳米 50 克。

将赤小豆、粳米洗净后放入锅中，加适量清水煮至粥成。每日早晚食粥。

（17）焦山楂 15 克，生黄芪 15 克，生大黄 5 克，生甘草 3 克，荷

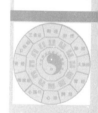

第三章 痰湿体质祛湿清热最重要

叶 3 克，生姜 2 片。

做法，煎汤代茶饮。

（18）豆腐 500 克，豌豆苗尖 500 克。

锅内的水沸后，把豆腐切块下锅。再煮沸后下豌豆苗尖，烫熟即起锅。此方可作佐餐菜肴，常食能够减肥，而且尤其适合气虚便秘的肥胖者食用。

（19）茯苓 200 克，面粉 100 克。

将茯苓研成粉末，与面粉混合，加水作成饼，烙熟，可作主食用。

（20）荞麦面 500 克。

荞麦面加清水和面，做成面条、面片、糕饼等面食。荞麦性甘味凉，有开胃宽肠，下气消积，治绞肠痧，肠胃积滞，慢性泄泻的功效，可作主食常食。

（21）鲜荷叶 30 克。

将荷叶洗净后撕成碎片，以沸水冲泡，温浸 15 分钟后代茶饮服。此方不但可以减肥，还有降脂的功效。

（22）山楂根，茶树根，荠菜花，玉米须各 10 克。

将山楂根、茶树根研为粗末，玉米须切碎，水煎取汁。代茶饮用。

（23）白茯苓粉 15～30 克，粳米 60～100 克，精盐、味精、胡椒粉适量。

将粳米、白茯苓粉放入锅中，加适量水煮粥，粥成加入精盐、味精、胡椒粉少许，调味即可食用。

（24）枸杞子 10 克，首乌 15 克，山楂 15 克，草决明 15 克，丹参 20 克。

将上述药置于锅中，文火水煎，取汁约 1500 毫升，存在保温瓶中，作茶品用。

（25）山楂 30 克，麦芽 30 克，赤小豆 30 克，炒二丑 6 克，陈皮 15

克，莱菔子 30 克，茯苓 15 克，草决明 30 克，泽泻 30 克，藿香 15 克，六神曲 15 克，乌龙茶 30 克，夏枯草 15 克。

将上述药烘干，共研成粗末，用瓷罐或塑料袋密封即可。每次取 6～12 克以开水冲泡，当茶饮用。本方尤其适合肥胖高血压者饮用。

（26）绿豆芽 500 克，米醋、生姜、精盐适量。

将绿豆芽择洗干净，放入开水锅内焯一下，捞出装盘，加米醋、精盐、生姜末拌匀后即可食用。食用本方不仅可以减肥，还有利于保持身体健美。

（27）玫瑰花 0.3 克，茉莉花 0.3 克，玳玳花 0.5 克，川芎 1.5 克，三七 1 克，通草 1 克，荷叶 1 克，郁李仁 5 克，火麻仁 5 克，佛耳草 12 克，玉竹 12 克。

除荷叶外，将上述药浓煎，再喷洒在荷叶上焙干泡茶。每日 2 包，3 个月为 1 疗程。服用本方可对治疗单纯性肥胖病起到良效。

（28）番泻叶 1.5 克，泽泻 12 克，山楂 12 克，草决明 12 克。

将上述药制成冲剂，每日服用 2 次，4 周为 1 个疗程。

（29）燕麦片 50 克。

加适量清水于锅内，待水开时，将麦片搅入，煮至熟软。每日 2 次。

（30）冬瓜 500 克，精盐适量。

冬瓜去皮、籽后，将白瓤切片，放入锅内煮熟。淡食或以少许食盐调味，佐餐食用。

（31）绿豆 50 克。

将绿豆淘洗干净后放入锅内煮熟烂，澄滤取汁，或连豆服食，每日 2 次。

（32）绿豆 100 克，红枣 50 克。

将绿豆、红枣放入锅内煮熬，至豆烂枣熟成稀粥即可。可作每日

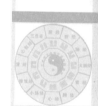

早餐。

（33）兔肉 650 克，枸杞 30 克，精盐、生姜适量。·

锅中加水后放入切匀的兔肉，再加入枸杞、盐和生姜，用文火炖至肉烂熟即成。3 天服 1 次，常服有效。

（34）漏芦 15 克，决明子 15 克，荷叶 15 克，泽泻 15 克，生地 30 克，红参 6 克，水牛角 30 克，黑豆 30 克，薏苡仁 30 克，蜈蚣 2 条。

以水将上述药材煎浓缩至 100 毫升，每日 2 次，每次 50 毫升。若体重在 90 公斤以上的话，每次用量可加至 75 毫升。

（35）法半夏 9～12 克，陈皮 5～9 克，炒苍术 9～12 克，云苓 9～12 克，炒薏苡仁 9～12 克，大腹皮 9～12 克。

将上述药材制成浓缩小丸，每次服用 45 粒，每日 3 次。

（36）乌龙茶 3 克，首乌 30 克，冬瓜皮 18 克，槐角 18 克，山楂肉 15 克。

将首乌、冬瓜皮、槐角、山楂肉这 4 味药共煎，去渣，以其汤液冲泡乌龙茶，饮用。

（37）嫩黄瓜 250 克，白糖、食醋、香油、味精、精盐适量。

将嫩黄瓜洗净后切成细长段，放在盘内，撒上精盐拌匀，腌 10 分钟，滤去盐水。炒锅置火上，放少量水，烧开后下入白糖，熬成浓汁，离火，加入食盐、味精，调匀后浇在黄瓜上，腌 30 分钟后，淋上香油即成。

（38）红萝卜 150 克，海带 100 克，赤小豆 100 克，山楂 80 克，甜叶菊苷粉适量。

海带先用水泡 24 小时，再洗净切丝，晾干。锅内加水，放入赤小豆、萝卜、山楂及甜叶菊甙粉，烧开煮半小时，捞出赤小豆、萝卜、山楂，放入海带焖至汁尽，海带酥烂，起锅晾干食用。

（39）冬瓜籽仁 100 克，生苡仁 30 克，赤小豆 20 克，干荷叶、乌龙茶适量。

将以上诸品洗净后放入锅内，加适量水煮至豆熟，再放入用粗纱布包好的干荷叶及乌龙茶，熬七八分钟后可取出纱布袋。本方可作佐餐食用。

（40）芹菜500克，海蜇皮（水发）150克，小海米、精盐、味精、醋适量。

将芹菜去叶除粗筋后切成段，放入开水锅烫一下，沥干。海米泡好，海蜇皮泡好洗净并切成细丝。将芹菜、海蜇丝、海米搅拌均匀后，加入适量食醋、精盐和味精，拌匀即成。

（41）山楂、银花、菊花各10克。

将上述3味药材一起放入锅中煎水代茶饮。每日1剂，连服半月至1月，就会收到降脂减肥的效果，很适合血脂高的肥胖者服用。

（42）米醋15克，蜂蜜5克，姜汁2克。

将以上3种食材均匀混合后，再加入3～5倍水再次混匀即成。徐徐饮下，每日2次。

（43）番薯40克，米35克，精盐、酒少许。

把米洗净后加3倍水泡30分钟。番薯洗净，连皮切成小块。把泡好的米倒入砂锅中煮沸，然后放入番薯及精盐、酒各少许，再用中火煮至浓稠，即成。每日服用2次，早、晚食用。

（44）茶叶9克，粳米适量。

加水将茶叶煮开后去渣，茶水中加入粳米待煮熟后加入糖或盐调味即可。本粥适合肥胖人于秋季食用。

（45）鲜山楂250克，瘦猪肉250克。

先把山楂洗净去核，加水煮烂，再加糖煮成山楂酱。另将瘦肉切块，下油锅中翻炒，然后加入已成的山楂酱即成。

（46）莲花7克，莲根（藕）8克，莲子9克。

将上述药材阴干，为末，混匀，瓷瓶封存。早、晚空腹服食 1 克，以温酒送服，或开水冲服，本方尤其适合肥胖而容颜衰败者服用。

（47）芝麻 3000 克，白蜜或枣膏适量。

芝麻淘净甑蒸，上气后取出晒干，淘去沫，再蒸，如此反复 9 次；以汤脱去皮，炒香研末。然后用白蜜或枣膏制成弹子般大小的丸。每次温酒送服 1 丸，每日 3 次。服用本方可有减肥，美容的功效，体重面容枯槁者可食用。

（48）黄芪，川芎、防己、白术、制首乌各 15 克，泽泻、菌陈、生山楂、丹参、水牛角各 30 克，仙灵脾 10 克，生大黄 9 克。

将以上药材打碎，煎成药汁。每日 2 次，每次口服 50 毫升。服用期间若有大便泻泄不止的现象，可减少大黄用量。本方有"轻身一号方"的称呼，因此很适合高血脂的肥胖者服用。

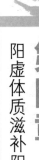

第四章　阳虚体质滋补阳气最重要

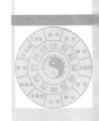

　　所谓阳气可以认为是太阳，即可以提供身体运动的重要能量。阳气的重要性不言而喻，试想，如果没有太阳的照射，世间万物还如何得以生存。同样的道理，人体也不能缺少阳气的补充。

　　想必很多人有过这样的经历，那就是晒太阳的时候，面对暖洋洋特别温和的阳光，很多人一安静下来不一会就有丝丝睡意。如果有心观察，公园里有很多老人就是非常喜欢在太阳底下眯着眼睛晒太阳，而且是晒着晒着就睡着了。之所以睡着了，并不是说老人本身有多困，而是老人的身体吸收了阳气，气血得到温润。

　　按照《黄帝内经》的解释，所谓阳气，就像天上的太阳能给自然万物以光明温暖，如果失去了它，万物便不得生存人若没有了阳气，就失去了新陈代谢的活力，不能为身体提供能量和热量，如此一来，生命自然就要停止。

　　因此，极端缺乏阳气是多么严重而可怕的后果。而缺乏阳气就是所谓的阳虚，而阳虚就是人们通常所说的"火力不足"，就像在寒冷的冬季，一些年老体弱的人，往往容易感觉手足不温，畏寒喜暖。

　　要知道，我们每个人都有可能出现阳虚，而阳气又是人们不能或缺的重要屏障和基础，所以，着实有必要了解下我们身体在阳气储备上的情况。编者依然总结了如下几个问题，以便读者做出自我测试。以下测试问题还需根据近一年的体验和感觉进行回答。

1. 手脚是否发冷？　　　　　　　　　　（1）是　（2）否
2. 胃部、背部或腰膝部是否怕冷？　　　（1）是　（2）否
3. 是否讨厌冬天喜欢夏天？　　　　　　（1）是　（2）否
4. 衣服是否穿得比常人多？　　　　　　（1）是　（2）否
5. 是否比常人更容易得感冒？　　　　　（1）是　（2）否
6. 小肚子一吹风是否会马上感觉不舒服？（1）是　（2）否
7. 吃凉东西是否拉肚子？　　　　　　　（1）是　（2）否

　　如果测试之后，发现有多个现象属于符合"是"的选项，那么，此时就不得不重视起来了，因为这很可能预示着有阳虚的倾向甚至是严重症状了。

　　通常来讲，阳虚者可见恶寒喜暖，手足不温，喜热饮食，口淡不渴，食生冷则腹痛腹泻或胃脘冷痛，小便清长，便溏，腰膝冷痛，色淡苔白，舌质胖嫩，脉弱或沉迟无力，容易发胖，脱发，容易睡觉不好。

　　若感觉这些辩证表现内容繁琐，可简单做好这样四个基本功就可以了解自己是否属于阳虚体质，这四个基本功就是问月经，问大便，问睡眠，问情绪。

　　阳虚体质的话，其月经表现有月经时肚子痛，小肚子容易发寒，月经不调，痛经，月经容易推后；关于排泄的话，由于下焦阳气明显虚弱，根基不牢，虚阳上浮，就形成肚脐以下阳虚阴盛，如尿多、夜尿、便烂、腰腿冷痛、白带清稀；关于睡眠，阳虚体质的人，睡眠轻，容易被惊吓；关于情绪，由于阳气不足，这类人的性格比较沉静，情绪会消经验发现，因此气虚和阳虚的人都容易出现抑郁的倾向。

　　之所以产生阳虚体质，其原因很多，可以是先天禀赋不足、寒湿之邪外侵、食用过多过凉食品、忧思过极、久病不愈、长期服药、房事不节等因素，因为其中一种或几种原因最终引起脏腑功能损伤，"阳消阴长"，阴寒之气偏盛而生里寒，表现出体内阳气不足的症候。

　　阳虚体质的人多见于北方地区，尤其是我国东北部，这与东北寒燥

的天气有关，而且这类人群中女性明显多于男性，除了地域影响外，长期偏嗜寒凉食物的人也会形成这种体质。要想解决阳虚的问题，可以多晒太阳，做一些舒缓柔和的运动，如慢跑、散步、打太极拳、做广播操。具体说来的话，还是需要细读以下编者总结的系统知识，从饮食和药物两方面为阳虚体质的人们提供良方。

第一节　常见的滋补阳气食物

阳气虚弱的人就需要常吃能够补阳的食物，以避免人体出现"火力不足"的症状。在人们的日常饮食中有很多补阳效果极佳的食品，建议人们采取合适的烹制方法制作，并经常食用。

羊肉

羊肉通常指山羊和绵羊的肉。资料显示，羊肉的蛋白质含量略高于猪肉，脂肪量少于猪肉。羊肉含钙和铁，其量高于牛肉和猪肉。羊肉的营养结构比猪肉合理、适合作滋补食物。

古人有"人参补气，羊肉补形"的说法，而中医也认为，羊肉性温，味甘，功能补虚养血，温中暖肾。适用于脾胃虚寒少食，产后体弱贫血，阳痿早泄，形寒肢冷等症。尤其对产妇有利，所以孙思邈说其能"止痛、利产妇"，王士雄则有"利胎产"之说。

如有阳痿之症可以用500克肥羊肉，或蒸或煮，熟后加酱油、姜、蒜、盐等佐料调味。

病后或产后有肢冷气短症状的人不妨用500克羊肉，25克生姜，置于锅内煮烂后，再加半碗牛奶和少许食盐，煮沸即可。若是产后腹中绞痛则可以用当归15克，生姜10克，羊肉250克，煮汤食。在烹制羊肉的时候需要注意，羊肉不宜与荞麦、南瓜同食，此外，有外感热病、疮疡及热性体质的人也须慎食。

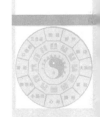

第四章

阳虚体质滋补阳气最重要

狗肉

狗肉营养丰富，含有较多的蛋白质、维生素，味美适口，属大滋大补之品。

中医认为，狗肉性温，味咸、酸。有补中益气，温肾助阳的功效，很适合因脾肾两虚引起的腰膝冷痛、夜尿频多、腹痛泻泄、带下清稀、神疲无力等症。正如李时珍所说："狗肉能安五脏，轻身益气，宜肾补胃，暖腰膝，壮气力，外五劳七伤，和血脉等。"

所以，有慢性疟疾的人可以用黄狗肉煮食。有肾虚耳聋，遗尿症状的人可以用狗肉500克，黑豆60克，调以姜、盐、五香粉及少量糖，炖烂食用。若是肠中积冷，不妨用肥狗肉250克，配以米、盐、豉等煮粥食用。

其实，人们烧制狗肉的方法很多。在此举例山东的一种风味制法：首先，净狗剥皮去内脏，切割成四大块并将其放进冷水浸泡除味，然后下锅，将白芷、丁香、山药、肉蔻、砂仁、花椒、大料、桂皮、生姜等材料装布袋一起下锅。

材料皆入锅之后，先以大火烧开，撇去血沫，待肉半熟时，将火硝点燃溶成液状置入锅内，同时加入老汤，再以文火慢煮，待到条肉爆开，将肉捞出晾干。

等锅内汤冷却后，再将肉放回锅内继续文火烧煮，至肉烂熟透时脱汤上色，然后焖起，即可食用。

麻雀肉

麻雀肉虽不是人们常食品种，却富含蛋白质，并含有脂肪、矿物质、维生素等。中医认为，麻雀肉性温，味甘。功能主要是补肾阳，因此常被用来治疗阳虚羸瘦阳痿，腰膝酸痛或冷痛崩漏，小便频数，眩晕等症。

如果患有百日咳可用麻雀肉 1 只，冰糖 9 克，炖熟。每日服用 1 只。若有阳痿早泄之症可以用去毛及内脏的麻雀 3 只，入热油锅中炸酥取出，蘸少许盐食用。每日 1 次，常食有效。

羊肾

羊肾也就是羊腰子。中医认为，羊肾性温，味甘，有补肾气，益精髓的良好功效。因此很适合用来治疗肾虚劳损，腰脊疼痛，足膝痿弱，耳聋消渴，阳痿尿频等症。

所以，若是有下焦虚冷，阳事不行之症的话可以取羊肾 1 个，煮熟，和乳粉 20 克，空腹食用。若是有肾虚腰膝无力的症状可以用去脂膜的羊肾 1 个，切片，加大米 100 克煮粥，调味食用。

鹿肉

鹿肉是高级野味，其含粗蛋白、粗脂肪等。中医认为，鹿肉味甘，其性温，能补五脏，调血脉，很适合治疗虚劳羸弱，产后无乳的症状。

因此，有阳虚畏寒之症的人可以将鹿肉、胡桃肉，加入盐调味，煮汤食用。产后无乳的现象也可以用 100 克鹿肉，经洗切后，用水 3 碗煮，入五味，即可食用。

刀豆

中医认为刀豆性温，味甘，可以温中下气，益肾补元，能很好地治疗虚寒呃逆，肾虚腰痛，小儿疝气等症。因此，如果患有小儿疝气的话可以将刀豆研粉，每次 5 克，开水送服。

韭菜

韭菜是我国特有的，且是人们常见常食的一种蔬菜。

早在古代人们就称韭菜为起阳草，其根为韭根，种子称为韭子，扁

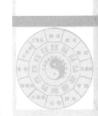

平的绿叶称为韭菜，三者同属辛温之品。

中医认为，韭菜叶根有兴奋、散瘀、活血、止血、补中、止泻、通络、消炎等功效。因此常被用来治疗跌打损伤、噎膈、吐血、鼻衄、胸痛等症。而韭菜子有固精、助阳、补肾、暖腰膝的功能，所以有阳痿早泄、遗精多尿等症的人不妨多食。

韭菜虽然益处颇多，不过只能熟食，不宜生食，消化不良和有肠胃病者慎食。因其性温，所以酒后和有热症的人也应慎用。

茴香

茴香又名香丝菜，含有挥发油、纤维素等物质。《调疾饮食辨》中说："茴粗茎丝叶，嫩时可为蔬，气香而不窜，味辛而不烈，佳品也。"茴香为春夏蔬菜，一般做馅食用。中医认为，茴香性温，味甘、辛，为温里健中的养生佳品，很适合寒性体质，胃弱食少的人。此外，小茴香作为调味品供食，是五香粉原料之一。有和胃理气，温肾散寒的功能，建议腰痛怕冷，小便频多及带下清稀者食用。

关于茴香的食用方法，《食疗本草》记载到："肾气冲胁，如刀刺痛，喘息不得，生捣茴香茎叶汁一合（即100毫升），投热酒一合服之。甚理小肠气。"另外，若是有胃冷痛之症的话可以用小茴香10克，红糖25克，文火煮后服用。鞘膜积液之症可用小茴香15克，食盐5克，同炒焦研末，打入青壳鸭蛋1～2只煎饼，睡前佐温米酒进食，连食4日为1疗程。

黄鳝

黄鳝因肉质细嫩味道鲜美而受人喜爱。

中医认为，黄鳝性温，味甘。能补虚损，强筋骨，祛风湿。有气血虚弱，形体瘦弱及老年体虚等症的人可以优先食用。

此外，若是劳伤羸瘦者可用鳝鱼、五花肉各半，调味炖食。有虚劳

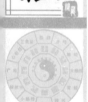

咳嗽之症可用鳝鱼250克，冬虫夏草15克，调味炖食。患有风寒湿痹的话可直接用黄鳝1条，入酒炖食。妇女若是乳房肿痛可以把鳝鱼皮烧灰，空腹用暖酒调下，每次3克。

鲅鱼

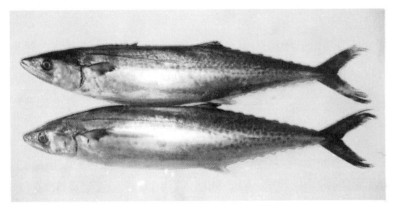

【图 4.1.1 鲅鱼】

中医认为，其性热，味甘，能够温中壮阳。非常适合患有脾肾虚寒诸症，如阳痿早泄，脘腹冷痛，腰痛的人食用。所以，如果是肾虚腰痛可以把鲅鱼、6枚带壳核桃同煮食，稍加佐料。有阳痿早泄症状的人可以将鲅鱼和酒糟同煮食用。不过，阴虚火旺或两有实热者慎用。

虾

虾的种类其实很多，虾科动物有龙虾、对虾、青虾、河虾等。虾的味道鲜美，营养丰富，烹食可为佳肴。

中医认为，虾性温，味甘、咸。有补肾壮阳，滋阴健胃的功效，因此凡肾虚阳痿、便频数者，可以将虾作为食疗补品。常食虾不仅能养身强力，还能帮助妇女下乳。

所以无乳的话可以用鲜虾500克，取净肉捣烂，黄酒热服，少不多时乳即至。若是再饮用猪蹄汤，每日数次，其乳如泉。阳痿症者可用鲜海虾250克，于米酒中浸过之后取出，炒熟调味食之。腰脚无力，盗汗

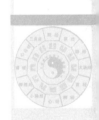

者可以用韭菜250克，虾400克，适量葱、姜、盐、黄酒、植物油炒熟佐膳。有皮肤瘙痒之症的话不妨将虾壳煎汤外洗。

在食用虾类食物的时候一定要注意，因为虾属发物，多食易发风动疾，生食尤甚。阴虚火旺、皮肤过敏者也不宜食用。

黑鱼

黑鱼又名乌鱼。中医认为，黑鱼性寒味甘，有补脾利水，强阳益阴的好功效。正如《本草求新》所说："补心养阴，澄清肾水，解毒去热"。

所以在烹制黑鱼的时候，若是有水肿之症可以在黑鱼中加葱白、冬瓜煮食。有风疮顽癣症状的人不妨将黑鱼剖净后，填以苍耳子叶15克，再以苍耳子垫入锅内，将鱼放入碗两蒸熟，食用鱼肉。患有肺结核的人可以将黑鱼1条，姜3片，枣3枚同煮食用。每3天吃1次即可。

核桃

因原产西域，张骞出使西域才被传入中原，所以核桃又名胡桃。核桃脂肪中含有一种叶红素，该物质对人体的生长发育具有明显的促进和保护作用。核桃经压榨出来的油作为高级植物油，因含有大量易被人体吸收的不饱和脂肪酸，油色黄绿清澈，气味纯正芳香，是老年人、妇女、儿童及高血压患者的理想食用油。

在中医看来，核桃性温，味甘，有顺气养血，补肾助阳，温肠润肺，止咳化痰，消积解毒的效果，很适合患有肾虚阳衰，腰痛酸楚，虚寒喘咳，便秘结石等疾病的人群。

因此，有虚弱无力、常见头晕、失眠健忘等症的人不妨每天早晚吃1~2个核桃仁，可起到治疗与保健作用。便秘患者可以将核桃仁60克，黑芝麻30克一起捣烂，每天早晨服用1匙，以温开水送下。患有尿道结石的人可以各取120克的核桃仁、冰糖、香油，将核桃仁用香油炸酥，再用糖和油将其调成糊状，每4小时服1匙，一段时间后结石下。腰痛患者可以用核桃肉 60 克，切细，注以热烧酒，加红糖调饮。头癣足癣患者可以将捣烂的核桃肉用干净细纱布包好，临睡前擦拭患处。咳喘病加重的话可以在每晚临睡前剥几个核桃仁，且不能去掉仁上薄衣，切 1 片姜同时放嘴里细细咀嚼，慢慢咽下。

栗子

栗子仁味道甜美，兼有大豆和小麦的营养，对人体健康有益，所以很受人们喜爱。

中医认为，栗子性温，味甘，有养胃健脾，补肾壮腰，强筋活血等功效。所以因肾虚所引起的腰膝酸软，腰脚不利，小便量多等症可以食用栗子。另外，栗子对脾胃虚寒所引起的慢性腹泻及外伤骨折、淤血肿痛、筋骨痛等症亦有疗效。

小儿脚弱无力即 3 ~ 4 岁却不能行走的话可以让其每天吃生栗 5 ~ 10 枚。小儿腹泻之症可以将栗子去壳，磨成粉，煮如糊，加白糖适量，食用。老年肾虚，腰酸脚弱的话可以每天早晚各吃风干生栗 7 个，细嚼成浆缓咽。或是用鲜栗子 30 克，置火堆中煨熟吃，每天早晚各 1 次。有老年慢性气管炎病症的人可以拿鲜栗子 60 克，瘦猪适量，生姜数片，一起炖食，每天服用 1 次。筋骨肿痛的人们可以将鲜栗切碎，捣成糊状，敷于患处。若是红肿牙痛，不妨将栗树根煎水煮蛋吃。

栗子的吃法可谓多种多样，此外，各种古书中也有记载栗子的吃法，比如李时珍就曾介绍吃栗子的方法："以袋盛生栗，悬挂，每晨吃十余颗，随后喝猪肾粥助之，久必强健栗子无论蒸煮煨炒，均甜香味美，磨粉作羹，亦为上品"。栗子虽是营养丰富却不能生吃，因为不容易消化，此外，熟食过多又会滞气，所以消化不良、脾虚者，湿热重者，应慎食。

花椒

中医认为，花椒性热，味辛，具有温中散寒，止痛，燥湿的功能。

适合脾胃阴寒，久居寒湿环境及食欲不振者食用。

遇有这样的情况，可以使用花椒进行处理。妇女有经寒疼痛及积食停饮之症的可以准备花椒粉 3 克，粳米 100 克，先将米煮粥，然后加入葱、姜、盐稍煮，再调入花椒粉食用。痔漏脱肛者可以每日空腹嚼川椒 3 克，凉水送下，3~5 次可收。牙疼龈肿者：秦椒煎醋含漱，或用川椒细末和白面成丸，烧热咬之。

胡椒

胡椒含有胡椒辣碱、胡椒辣脂碱及挥发油等物质。中医认为，胡椒性热，味辛，功能健胃和中，散寒止痛，适用于胃寒疼痛，宿食不消，呕秽吐食，冻疮等症。

所以，若有胃疼之症可以用胡椒 7 粒，大枣 3 个，去核共煮，吃枣喝汤，每日 1 剂。患有肾炎的话可以拿白胡椒 7 粒，鲜鸡蛋 1 个，鸡蛋钻小孔，将胡椒装在孔内以面粉封口，外用湿纸包裹，蒸熟后食用装有胡椒的鸡蛋。

桂皮

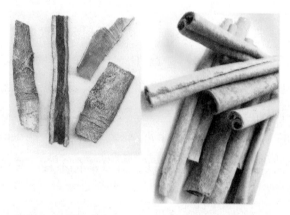

【图 4.1.2 桂皮】

桂皮中含有挥发油（桂皮油），可以芳香健胃祛风邪，对肠胃有温缓的刺激作用，可促进唾液和胃液的分泌，增强消化功能，并能解除内脏平滑肌痉挛，缓解肠道痉挛性疼痛，改善吸收功能。

中医认为，桂皮性大热，味辛，甘，能有效湿补脾肾，散寒止痛，除积冷，通血脉。因此很适合治疗胃腹冷痛，虚寒泻泄，畏寒肢冷，腰膝冷痛，虚寒痛经等症。

在平时生活中，如果有肾虚腰冷，夜多小便，小儿遗尿之症可以用桂皮2～3克，鸡肝1～2副，加适量清水，隔水泡熟，饮汤吃鸡肝。患有痢疾，白多赤少，里急后重病症的人不妨拿桂皮2～3克，当归2～3克，山楂肉6克，陈皮3克，粳米100克，适量红糖。先将桂皮、当归、山楂肉、陈皮煎取浓汁去渣，另将粳米煮粥，并于煮沸后加入药汁及红糖，每天服用1～2次即可。

第二节　常见的滋补阳气中药

中医认为，要治疗阳虚就需补阳。而人们常用的补阳中药亦是很多，如鹿茸、肉苁蓉、杜仲、巴戟天、肉桂等。现编者将它们的主要作用和用法介绍如下。

鹿茸

鹿茸是雄性梅花鹿或马鹿头上尚未骨化而带茸毛的幼角，是贵重补药，被誉为是血肉有情之品，因为它既能温补肾阳，又能补益精血，温而不燥，可以治疗多种病症。

《神农本草经》记载称鹿茸能"益气强志，生齿不老"，《本草纲目》则说："生精补髓，养血益阳，强筋健骨"。所以常服鹿茸可以健身防病，抗衰老。凡小儿发育不良，成人经常疲劳，屎频尿多，崩漏贫血，低血压，心力不足者，都可以经常服用。但是盗汗目赤、五心烦热、口燥咽干、牙龈肿痛、大便干燥之阴虚火旺者不能使用。

在使用鹿茸入药的时候，因其不宜煎，所以常是研末吞服，或入

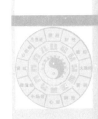

丸、散中配用。

肉苁蓉

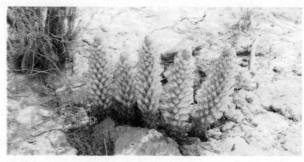

【图 4.2.1 肉苁蓉】

肉苁蓉以其肥厚的肉质茎入药，新鲜的肉苁蓉含有丰富营养，既能像水果一样生吃，又可作蔬菜调汤。

中医认为，肉苁蓉味咸、甘，性温，能入肾经血分，补肾助火，益精血，强筋骨，常用于治疗肾虚阳痿，遗精早泄，女子不孕，以及肝肾不足所引起的筋骨痿软，腰膝冷痛等症。此外，它还能滋阴润燥，滑肠通便，可用于治疗老年虚弱及病后、产后血虚，或津液不足，肠燥便秘等症。

肉苁蓉自古就是一味贵重药材，素有"沙漠人参"的美誉，且一直是天然野生品，尚无成功的人工栽培，所以产量不断下降，价值自然也是越来越贵重。

红景天

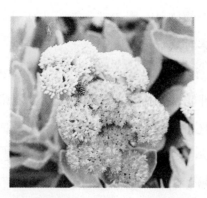

【图 4.2.2 红景天】

红景天是近年新发现的高山植物，生长在海拔 2000 米左右的高寒无污染地带，属景天科植物，有"高山人参"的美称。可谓是"全能性"新型药物，因其具有如下功效：一，红景天苷及红景天浸膏有益智强身作用，能提高机体对各种有害刺激的防护能力，在人体疲劳时作用尤为明显；二，能帮助机体提高抗缺氧能力，并有强心作用；三，其制剂可协调机体能量代谢，使已趋衰竭的肌肉恢复代谢活动，提高核糖核酸的含量和促进三磷酸腺苷的合成；四，有类似人参对大脑和脊髓的抚慰作用；五，能调节肾上腺皮质功能，使垂体—肾上腺系统功能紊乱转为正常；六，有类似雌激素样作用，并能促进卵子的形成和为受精卵着床创造条件。

目前，我国已通过专业技术制成了红景天营养液。经常饮用该营养液可以延缓衰老，消除疲劳，增强机体免疫力，改善睡眠，提高记忆力。

杜仲

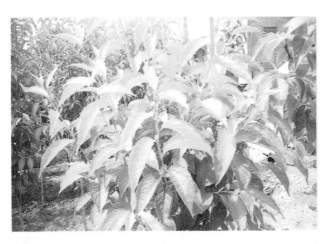

【图 4.2.3 杜仲】

本品系杜仲科植物杜仲属的落叶乔木，是一味名贵中药材。

《神农本草经》列杜仲为上品，认为它能"补中益气，强志，坚筋骨，久服轻身耐老"。所以中医认为，杜仲味甘、微辛，性温，有补肝肾，壮筋骨，安胎，降血压的功能。常用来治疗腰膝酸痛，筋骨痿弱，阳痿，尿频，胎漏欲坠，阴下湿痒等症。近些年来还用它治疗高血压、小儿麻痹后遗症等。

据药理分析，杜仲含杜仲胶，杜仲醇、杜仲苷等成分，其中精脂醇二葡萄苷为降低血压的主要有效成分。此外，还含有多种有机酸及锌等微量元素。其主要药理作用如下：

1. 降压作用。杜仲煎剂对动物有持久的降压作用。

2. 增强机体的免疫功能。动物试验表明，其水煎液能激活单核巨噬细胞系统和腹腔巨噬系统的吞噬活性，增强机体的非特异性免疫功能。

3. 有镇静催眠作用。

4. 有利尿作用。

5. 有抑制结核杆菌的作用。

6. 具有兴奋垂体—肾上腺皮质系统、增强肾上腺皮质机能的作用。

有相关学者发现杜仲在增进和维护健康方面的有较强作用，其成分可在微重力环境条件下抗人体肌肉和骨骼老化。依靠相关技术，人们现已开发出"杜仲保健茶"、"杜仲晶"、"杜仲饮料"等营养品。

沙苑子

沙苑子以豆科扁茎黄芪的成熟种子入药。中医认为，其味甘，性温，虽为补阳之品，而重在补肾固精，养肝明目。另外，据临床经验证实，沙苑子具有强壮和保肝作用，久服能增神益智，补虚明目，强身延寿。但阳强易举者忌用。

在服用的时候可以先将沙苑子水煎内服，每剂量6~9克，多者可至30克，或入丸、散。

菟丝子

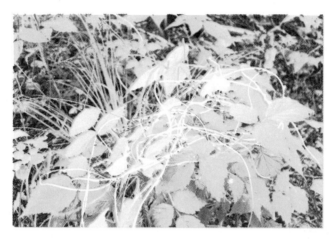

【图 4.2.4 菟丝子】

菟丝子是旋花科植物菟丝子或大菟丝子的种子；其性平，味辛、甘，有补肾益精，养肝明目，乌发悦颜，轻身益寿作用。菟丝子尚能安胎，也是孕期保健药。

《神农本草经》将其列为上品，称能主续绝伤，补不足，益气力。肥健人《名医别录》说："久服明目轻身延年"。

怀牛膝

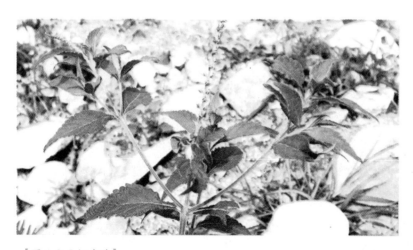

【图 4.2.5 怀牛膝】

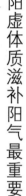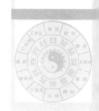

85

怀牛膝以苋科植物怀牛膝的根入药，性平，味甘、苦、酸，能补益肝肾，舒筋活血，强壮筋骨。常服怀牛膝，能强健筋骨，通畅血脉，祛病延年，但滑精、溏泄者及孕妇不宜使用。

　　《名医别录》说它有"止发白"的作用。临床上亦可引药下行，作为治疗身体下部疾病的引经药。现代研究认为，本品所含的促脱皮甾酮、牛膝甾酮等成分，具有促进实验动物肝、肾细胞内 DNA 和蛋白质合成的作用。

　　覆盆子

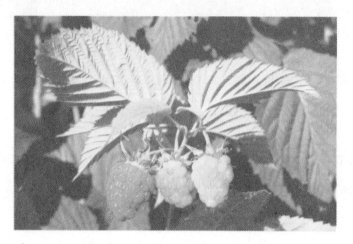

【图 4.2.6 覆盆子】

　　覆盆子以蔷薇科植物掌叶覆盆子的未成熟果实入药，中医认为其性微温，味酸甘，能滋补肝肾，固精缩尿，对肝肾不足引起的两目昏花、视力减弱及肾虚不能摄固的遗精、滑精、早泄、遗尿均有很好疗效，但小便不利，尿道涩痛及性机能亢奋者忌用。

　　由于覆盆子性平和，既可补阴，又能补阳，强肾而无燥热之偏，固精而无凝涩之弊，所以成为滋补强壮、乌发明目、润泽肌肤、抗老防衰的良药。《名医别录》说它，主益气轻身，令发不白。《开宝本草》则称其，补虚续绝，强阴健阳，悦泽肌肤，安和脏腑，温中益力，疗劳损风虚，补阴明目。

芡实

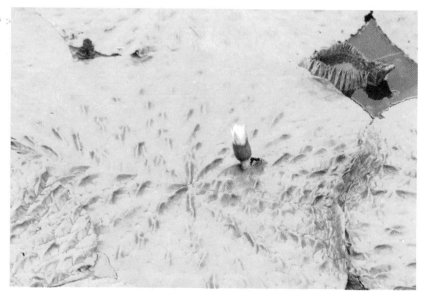

【图 4.2.7 芡实】

芡实以睡莲科植物芡的成熟种仁入药。中医认为，芡实味甘，涩，性平，能有健脾养胃，益肾固精。《神农本草经》也称其能补养中，益精气，强志，令人耳目聪明，久服轻身不饥耐老。使用时宜煎生服。

蛤蚧

蛤蚧以壁虎科动物蛤蚧除去内脏的干燥品入药，用时去头足。因其味咸，性平，所以有补肺定喘，益肾助阳的功效，是一味重要的补肾益肺药。

若只取蛤蚧尾部药用，则称为"蛤蚧尾"。古人以为其药"力在尾，尾不全者无效"。入药以体大，肥胖，尾全，不破碎者为佳。

鹿鞭

鹿鞭是鹿的雄性外生殖器，有补肾壮阳，益肾暖宫的功能。适合用来治疗肾阳虚所致的阳痿，腰膝酸痛耳鸣，妇女宫寒不孕等症。使用

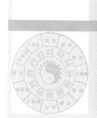

时，将鹿鞭洗净，温水浸润，切片，干燥；再将药片放入炒热的砂子炒至松泡，取出研末。若水煎，每剂量 9 ~ 15 兑。

补骨脂

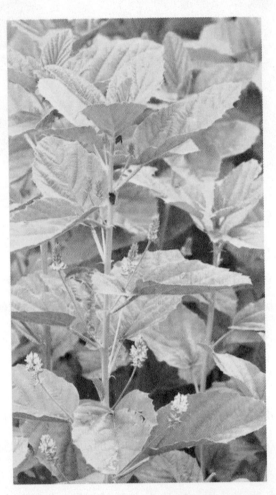

【图 4.2.8 补骨脂】

本品以豆科植物补骨脂的果实入药，中医认为其味辛、苦，性温，有温肾壮阳，固精缩尿，温脾止泻的功效，是脾肾阳虚、下元不固的要药之一。《本草纲目》说："通命门，暖丹田，敛精神"。有研究表明，补骨脂有促进精神健康的生理活性。

使用时可以内服，每剂量 3 ~ 9 克，或酒浸饮用，阴虚有火，大便

88

燥结者忌用。

第三节　常见的滋补阳气药膳

中国的饮食文化很宏大，同时，结合健康养生理论后，饮食文化又出现了更加系统的养生饮食文化体系。经过专家总结，其中有很多适合阳虚体质者食用的食物，编者特意总结如下，以便读者学习。

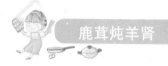

鹿茸炖羊肾

制作原料：羊肾1对，鹿茸5克，菟丝子10克，小茴香9克。料酒、盐、葱、姜、生油各适量。

制作流程：将鹿茸润透切片再烘干碾成末。将菟丝子、小茴香放入纱布袋扎口。葱、姜拍碎。羊肾剖开去臊膜，洗净后切片，放入油锅煸一下。将葱、姜、料酒、盐、药袋一起放入锅中，加适量清水。用武火烧沸撇去浮沫后，改用文火炖至羊肾熟。再从其中拣去药包、葱、姜，撒入鹿茸粉，烧沸后加盐调味即成。

在中医看来，鹿茸性味甘咸温，能壮元阳，补气血，益精髓，强筋骨。而羊肾则善于补肾气，益精髓。在这道药膳中再加入有温肾助阳之功效的小茴香、菟丝子，更能益精填髓，所以很适合由肾阳不足导致的阳痿、遗精之症，不过阴虚火旺者慎用此药膳。

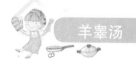

羊睾汤

制作原料：新鲜羊睾1对，猪骨汤、盐、胡椒粉、葱、姜、芫荽适量。

制作流程：将羊睾筋膜切成薄片。锅置火上，倒入肉汤并加入胡椒粉、葱白、姜末、盐等调料，水煮开放入羊睾片煮5分钟，撒上芫荽末

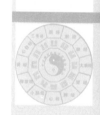

即可。

羊睾具有补肾壮阳，益精填髓的功效，适用于肾虚阳痿，遗精早泄之症的治疗。

黄芪羊肚汤

制作原料： 羊肚 1 个，黑豆 50 克，黄芪 25 克，盐、胡椒粉、羊肉汤适量。

制作流程： 将羊肚洗净切丝，黄芪润透切片，黑豆去杂质洗净。在锅内同时放入羊肚、黄芪、黑豆、盐，并注入适量羊肉汤，一起煮至羊肚熟烂，调味即可。

中医认为，黄芪味甘，性微温，能补气升阳，益卫固表，托毒生肌，利水退肿。而羊肚能补虚健脾胃。正如《千金食治》中所说的那样，羊肚能"主胃反，治虚赢、小便频数，止虚汗。"黑豆则能活血利水，祛风解毒。所以这款药膳非常适合体虚多汗，小便频数者。

回春补益酒

制作原料： 仙茅、淫羊藿、南五加皮各 240 克，酒 1500 毫升。

制作流程： 先将淫羊藿浸入酒中贮存 21 日后启封，并滤渣挤净，再以此药酒浸透仙茅和五加皮（仙茅要在前一日用米汤泡一宿，再浸酒，以除其毒气）21 日，之后每天饮 1 杯。

之所以命名为回春补益酒，正是因为该药膳能很好地补肾固精，利行房事，尤其适用于因肾气不足导致的性欲低下者。

枸杞豉汁粥

制作原料： 枸杞 50 克，豉汁 50 毫升，粳米 100 克。

制作流程：煮枸杞去渣取汁，再加入粳米煮粥，等到熟了之后下豉汁，搅拌其至沸。

这款枸杞豉汁粥有补益肝肾，和养胃气的功效，因此非常适合体虚久病，房事衰弱者服用。

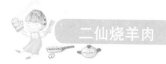

二仙烧羊肉

制作原料：羊肉 250 克，仙茅 15 克，仙灵脾 15 克，生姜 15 克，调料适量。

制作流程：将仙茅、仙灵脾、生姜三味食药材装入布袋中并扎口。羊肉切片，同药袋一起置于锅中蒸煮，至羊肉熟烂后去药袋，加盐、味精调味。每日 2 次，食肉饮汤即可。

二仙烧羊肉可以很好地补肾阳，因此，肾阳不足引起的性功能低下者可以尝试这款药膳。

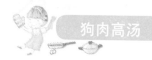

狗肉高汤

制作原料：带骨狗肉 1000 克，鸡蛋 2 个，香菜末 50 克，芝麻 25克，盐、酱油、麻油、胡椒粉、辣椒面、味精、葱丝、姜末适量。

制作流程：将芝麻洗净炒熟擀碎。狗肉先用凉水泡 2 小时，捞出剁成大块，用水洗净，放入锅内，加水将狗肉块煮熟后撇出浮油，将骨头拆出，把狗肉撕成细丝，放入盆内，再放入芝麻面、葱丝、辣椒面、胡椒面、姜末、味精、麻油、酱油、盐，搅拌均匀腌制 10 分钟，然后抓入碗中，放上香菜末。将狗肉汤烧开，锅离火，甩入鸡蛋汁，蛋片浮起时浇在狗肉丝碗内即可。

这款药膳很适合五脏虚损，阳痿遗精者，而且，缺铁性贫血的人也可以将其作为辅助性治疗食品。

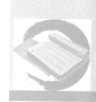

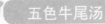

五色牛尾汤

制作原料：熟牛尾肉 500 克，水发冬菇 50 克，土豆 100 克，西红柿 70 克，火腿 50 克，鸡蛋 3 个，味精、盐、胡椒粉、葱白、黄油、麻油、高汤适量。

制作流程：将牛尾肉切成 2 厘米见方的丁，鸡蛋煮熟剥去蛋壳，将蛋白、蛋黄各切为蚕豆大小的丁，土豆煮熟去皮切碎成丁，火腿和冬菇亦切丁。将黄油放入锅中化开烧热，下葱炝锅，放入各种丁，加盐炒几下，注入高汤烧沸，撇去浮沫，用胡椒粉和味精调味，放入去皮切匀的西红柿丁烧一会，淋上麻油即成。

这道汤菜可以很好地补肾强筋，益气补血，和胃健脾，养心安神。

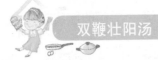

双鞭壮阳汤

制作原料：牛鞭 1000 克，狗鞭 100 克，羊肉 1000 克，菟丝子 100 克，肉苁蓉 60 克，肥母鸡肉 500 克，猪油 30 克，枸杞 100 克，料酒、花椒、生姜、葱白、盐适量。

制作流程：牛鞭先用温水反复浸泡，发胀后去表皮，剖成两块，用清水洗净，再以冷水漂 30 分钟。狗鞭用油砂炒炮，温水浸泡 30 分钟，刷洗洁净。菟丝子、肉苁蓉、枸杞用纱布包装好。羊肉洗净后，再置沸水锅内焯去血水，捞入冷水内漂洗待用。生姜、葱白洗净切片、切段。牛鞭、狗鞭、羊肉共置锅中烧开，撇去浮沫，放入花椒、姜、葱、料酒、母鸡肉，烧沸后，改用小火煮至六成熟时，用洁净纱布滤去花椒、姜、葱，再将药包放入汤中同时煨炖，至牛鞭、狗鞭熟烂时，同羊肉一起取出，牛鞭切成 3 厘米长条，狗鞭切成 1 厘米长条，羊肉切片。鸡肉捞出备用。把切好的肉分装碗内，再将原汤加入碗内，加盐、猪油调味即成。

这款药膳的功能是暖肾壮阳，补精益髓，很适合有肾阳不足，精血亏损，早泄遗精，阳痿而致形寒肢冷现象的人使用，当然妇人宫寒不孕，小腹冷痛亦能食用。

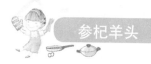

参杞羊头

制作原料：党参18克，枸杞10克，羊头4000克，陈皮10克，淮山药24克，火腿30克，盐、味精、羊肉汤适量。

制作流程：将党参、淮山药分别洗净后闷软切片。枸杞拣净杂质待用。羊头皮面用火燎去绒毛后，放入温水内刮净毛杂，砍成四瓣，取出羊脑，洗净血水，放到锅内加水煮熟，取出洗净，再入锅加清水，并放入陈皮、火腿，用旺火烧开，撇去浮沫和浮油，换成小火，炖至烂熟，将羊头取出拆骨后切成长方块。将火腿取出切成片，下入切成块的羊头肉，党参、淮山药、枸杞洗净放在上面，加入羊肉汤，加盖上笼蒸一小时左右取出，用盐、味精调味即可。

参杞羊头的功能主要是补气养血，益肾健脾，有脾胃虚弱，内寒腹泻，体虚消瘦，眩晕耳鸣之症的人可以多多食用。

第四节　常见的滋补阳气药方

补阳益气的药方比较多，另外，当今阳气不足的人还是很多的，因此，掌握一些日常可用的药方，就可以进行自我调解，便于健康体质的培养。

（1）何首乌、小茴香、川楝子（取肉）、川椒（炒）、牡蛎（煨）、白姜（炮）各50克，苍术（同浸一宿）、香附各100克。

将以上几种药材一起研为细末，酒煮面糊和丸，大小如梧桐子一般，每服30丸，空腹用盐汤送下。

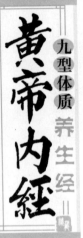

本方出自明代方贤所著的《奇效良方》原方如是说："能调荣卫壮元阳，元阳壮后精神爽，久服令人寿命长"。

（2）巴戟50克，五味子1克，天门冬75克（去心），肉苁蓉（酒浸刮去皱皮炙干）50克，柏子仁1克，牛膝（去苗）1克，菟丝子（酒浸一宿焙干）50克，远志1克（去心），石斛1克（去根锉），山药1克，白茯苓1克，防风1克（去芦），人参1克（去芦），熟干地黄50克，石龙芮1克，覆盆子1克，五加皮1克，天雄50克（炮去皮），川断1克，杜仲1克（去皮炙，令微黄锉），沉香50克，蛇床子1克。

将以上各味药共捣为末，炼蜜杵和为如桐子大小的丸子，空腹及晚食前以温酒下30丸。在服用期间，忌生冷油腻，忌食鲤鱼。

本方出自《济生方》。原文说："本方治虚劳，腰脚酸生痛，肢节苦痛，心中恍惚，夜卧多梦，食不得味，恒多不乐，常有恚怒，心腹胀满，四肢痹痛，多吐酸水，小腹冷痛，尿有余沥，大便不利，悉皆主之。久服延年不老，百病除愈。"

（3）仙茅、山药、茯苓、菖蒲（九节者）各50克。

上药中仙茅一件不犯铁器。并锉，以酒拌匀于饭上蒸，以饭熟为度，以枣肉和丸，如梧桐子大。每服50丸。

本方出自《类编朱氏集验方》。原文说，本方大补益，壮元阳，久服延年益寿。

（4）人参100克，麦门冬100克，五味子（去梗）50克，牛膝（酒浸）100克，黄芪（蜜炙）50克，菟丝子（酒浸成饼用）100克，小茴香（盐炒）100克，当归（酒浸）100克，白茯苓（去皮）100克，木香50克，川椒（微炒）150克，黄柏（酒浸炒）200克，天门冬（去心）250克，肉苁蓉（酒浸）100克，山茱萸（去核）100克，杜仲（炒）100克，巴戟（去皮酒浸）100克。

将上述的中药一起研为细末，用秋冬酒糊为丸，春夏蜜丸，如梧桐子大。每服五七十丸，空腹盐汤或好酒服下。

本方出自《摄生众妙方》。原文如是说，夫心属火，肾属水，水火升降，五脏俱实，百病不生。世人或因酒色过度，劳心费力，精耗神衰，心血少而火不能下降，肾气衰而水不能上升，脾土无所滋养，渐至饮食少进，头目昏花，耳作蝉声，脚力酸软，肌肤黄瘦，遍身疼痛，吐痰咳嗽，胃脘停积，梦遗盗汗，泄泻，手足厥冷。此方下涨肾水，上降心火，中补脾土，除风添精补髓，强阴壮阳，杀九虫，通九窍，补五脏，益精气，止梦遗，身轻体健，延年增寿，久服有效。"

（5）川巴戟 75 克（酒浸去心，用荔枝肉同炒赤色，去荔枝肉不要），高良姜 50 克（锉碎，用麦门冬 75 克去心同炒赤色为度，去麦门冬），山药 75 克（用熟地黄同炒焦色，去地黄不用），川楝子 100 克（去核，用降真香 50 克锉碎同炒，油出为度，去降真香），吴茱萸 75 克（去梗，用青盐 50 克同炒后皆用），葫芦巴 50 克（用全蝎 14 个，同炒后去全蝎不用），茯苓 50 克（用川椒 50 克同炒赤色，去椒不用），香附子 75 克（去毛，同牡丹皮同炒焦赤色，去牡丹皮不用）。

将上述药研为细末，盐煮面糊为丸，大小如梧桐子。每服四五十丸，空心食前盐汤下，温酒亦可。

本方源自清代《经验良方》。原文说道："此方温平，补肝肾，清上实下，分清浊二气，补暖丹田，不流于上膈，冷不侵于脾胃，令人耳目聪明，治积年冷病，除累岁沉疾，兼治遗精白浊，妇人赤白带下，其效如神。老人常服，益寿延年。"

（6）生羊肾 1 枚，沙苑、淫羊藿、仙茅、蒺藜、桂圆肉、薏苡仁各 120 克，酒 2000 毫升。

用米泔将仙茅浸泡一宿，再与诸药和酒装在大口瓶内，密封 40 天后饮用每次 1 杯。

本方可添精补髓，壮腰健肾，乌须黑发，益气养血，抗衰延龄。

（7）菟丝子（洗净酒浸）、鹿茸（酥炙去毛，锉）、附子（炮去皮

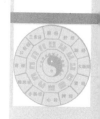

脐）、肉桂（去粗皮）、石龙芮（去土）、泽泻各 50 克、防风（去苗叉）、巴戟（去心）、茴香（炒）、肉苁蓉（酒浸切焙）、杜仲（去粗皮锉，炒）、沉香、白茯苓（去皮）牛膝（酒浸一宿）、石斛（去根）、续断、补骨脂（炒）、山茱萸（去核）、熟干地黄（酒蒸）、荜澄茄各 9 克，五味子、桑螵蛸（酒浸）、覆盆子（去枝萼）、萆薢各 25 克。

将上述几种药材研成细末，用酒煮面糊成如梧桐子大小的丸。每服 20 丸，用温酒或盐汤下，如脚无力，可以晚饭前再服。

本方选自《太平惠民和剂局方》。原文说："本方治肾气虚损，五劳七伤，小腹拘急，四肢疼痛，目暗耳鸣，心怯气短，夜梦惊恐，精神困倦，喜污无常，悲忧不乐，饮食无味，举动乏力，心腹胀满，腰膝痿嚲，小便滑数，房室不举，股内湿痒，水道涩痛，小便血出，时有遗沥，并宜服之。久服填骨髓，续绝伤，补五脏，去万病，明视听，益颜色，轻身延年，聪明耳目。"

（8）鹿胶、鹿霜、菟丝子（酒浸二日，焙干为末）、柏子仁（去壳另研）、熟地黄（酒浸二日焙干为末）各 500 克。

将上述药材研为细末后，先将鹿胶用无灰酒于瓷器内慢火化开，再用胶酒煮糊和丸，药杵二千下，制成如梧桐子般大小的丸。每服 50 丸，空腹盐汤送下或酒下亦可。

本方出自《摄生众妙方》原文说，此药理百病，养五脏，补精髓，壮筋骨，益心志，安魂魄，令人驻颜轻身，延年益寿。

（9）丸香虫 50 克（半生半熟），车前子 12 克（微炒），白术 15 克，陈皮 12 克，杜仲 24 克（酥炙）。

将准备的所有药材研为细末，炼蜜丸像梧桐子般大小。每服 5 克。盐白汤或盐酒送下，空腹服，临卧加服 1 次尤妙。

本方出自《摄生众妙方》原文说："此方有大奇效，能理膈间之滞气，助肝肾之亏损。久服延年，妙在九香虫一物。"

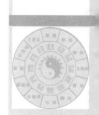

第五章　阴虚体质滋阴生津最重要

中医养生理论始终围绕阴阳平衡的核心进行，而要实现身体康健不受外邪侵扰，就要保证阴阳平衡。而这两者一旦出现力量悬殊的差异对比，就像天平失衡会偏向一边一样，质量轻的一边是无法抵抗病毒侵袭。

那么，如果是阴气不足，即阴虚体质会有什么症状呢？容易被什么外邪侵袭呢？

中医认为，阴指阴精，精为真阴，是化生元气的基本物质。阴虚，就是指滋养人体的物质出现缺乏，这种缺失主要是指精血或津液亏损，因精血和津液都属阴，故称阴虚。

要知道，精盈则生命力强壮，这样人们不仅可适应四时气候的变化，抗御外邪侵袭，还能延迟衰老；而精亏则生命力减弱，所以这样的人自然无法抵御外邪，并且诸病所由生，机体易衰老。

那么，怎么才能知道自身是否属于阴虚体质呢？有哪些症状可以帮助人们做判断呢？编者总结如下，读者可根据最近一年的身体感受做出回答。

1. 是否感到身体和脸上发热？　　　　（1）是　（2）否
2. 是否有皮肤或口唇干燥的表现？　　（1）是　（2）否
3. 手心是否容易出汗？　　　　　　　（1）是　（2）否
4. 是否便秘或大便干燥？　　　　　　（1）是　（2）否

5. 是否讨厌夏天却喜欢冬天？　　　　　（1）是　（2）否

6. 是否感到眼睛干涩？　　　　　　　　（1）是　（2）否

7. 是否感觉口干咽燥、总想喝水？　　　（1）是　（2）否

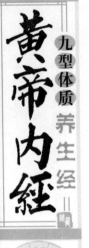

依然是选择"是"这一选项的话，则更能说明属于阴虚体质，从这些判断题也不难发现，阴虚体质的临床表现主要是，面红潮热，五心烦热，口干咽燥，盗汗遗精，疲乏眩晕，心悸失眠，舌上少苔，脉细数等。而易产生这种体质的人多是在多风、干燥、强紫外线辐射的地区生活工作的人，他们多会怕热，经常感到手脚心发热，面颊潮红或偏红，皮肤干燥，口干舌燥，容易失眠，大便干结，在性格上则是外向好动，性情急躁。

说到阴虚症状的起因，可以发现其多由热病之后、或杂病日久伤耗阴液，或因五志过极、房事不节、过服温燥之品而导致阴液暗耗或亏少，机体失去濡润滋养物质。此外，由于阴不制阳，而阳热之气相对偏旺亦会生内热，所以就表现出一系列虚热干燥不润、虚火躁扰不宁的症状。

其实，阴虚可与阳虚、阳亢、气虚、血虚、精亏、津液亏虚及燥邪等症同时存在，或互为因果，还可进而发展成亡阴、动风等病理变化。此外，阴虚之症可见于各个脏器，如肺阴虚证、心阴虚证、胃阴虚证、脾阴虚证、肝阴虚证、肾阴虚证，而因为脏器不同，病因病机也会稍有差异，诊治方法也就不尽相同了。

不过，总的来说，阴虚体质的人们多吃甘凉滋润的食物，如瘦猪肉、鸭肉、核桃、银耳、绿豆、冬瓜、芝麻、百合等，同时需要注意的是，一定要少食羊肉、狗肉、韭菜、蒜、辣椒、葱、葵花子等性温燥烈的食物。而且还需要配合一定的体育运动，阴虚体质的人们适合做中小强度、间断性的身体锻炼，因此可选择太极拳、太极剑等。此外，平时也应该多听一些曲调舒缓、轻柔、抒情的音乐，防止恼怒。

不过，详细来说的话，阴虚体质的可以考以下养生方法。

第一节　常见的滋阴生津食物

阴虚体质者的养生原则也很明确，那就是多食用可以滋补阴气的食物、药膳，而能够补阴的常用食物和药膳确实不少，所以编者做出如下介绍。

甘蔗

甘蔗含有蛋白质、胡萝卜素、脂肪、维生素 B、维生素 C 及钙、铁、锰、锌、磷等矿物质，尤因铁含量高而居水果之冠。要知道，铁是人体制造红血球的重要物质，食用甘蔗汁不仅有补血的功效，还能滋润肌肤。中医认为，甘蔗性寒，味甘，具有滋阴润燥、清热解毒、和胃止呕的作用。适用于热病伤津、咽干口渴、小便不利、虚热咳嗽等症。不过，因为甘蔗性寒，脾胃虚寒者慎用。

所以，若是有大便燥结之症的话可以用青皮甘蔗榨汁 1 杯，与 1 杯蜂蜜混匀，每天早晚空腹饮服。在夏季有暑热烦渴的时候，可以每天嚼食去皮甘蔗，服用其汁，或饮 1~3 次甘蔗汁。有虚热咳嗽，口干涕唾症状的人可以取甘蔗汁 50 克，加洁净粳米 60~100 克，添水适量煎服，润心养肺。妇女有崩漏口干情况的可以用甘蔗头 45 厘米，洗净切碎，配乌枣 60 克，加水煎汤代茶饮用。有妊娠反胃呕吐症状的可以取甘蔗汁半杯，加入 2~5 滴生姜汁调匀，1 次服完。患有慢性咽喉炎的人不妨将去皮甘蔗切碎，配适量荸荠和茅根，加水煎汤，代茶饮用。

石榴

石榴富含石榴酸、甘露醇等营养成分。中医认为，石榴性温，味

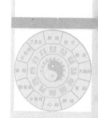

第五章

阴虚体质滋阴生津最重要

甘、酸，能够生津止渴，驱虫止痢，因此对于津液不足，口燥咽干，滑泻久泻，崩漏带下等症有很好的治疗效果。因石榴含无机盐较多，所以多食的话会腐蚀牙齿的珐琅质，石榴的汁液色素还可能将牙质染黑，并易生痰，因此食用时要坚持适度。

有消化不良之症的人们不妨拿 1 个酸石榴，连子一齐嚼烂咽下。患有痢疾的人可以用石榴皮、山楂各 30 克，用水煎服。若是崩漏带下之症，可以把石榴皮用水煎后，再加蜂蜜调服。患扁桃体炎的话可以将 1 个鲜石榴的果肉捣碎，加开水浸泡 30 分钟后用纱布绞汁，含汁漱口，每日数次即可。有风火赤眼病症的人可以用 50 克鲜石榴嫩叶，加 1 碗水，煎至半碗，过滤去渣，澄清后洗眼。

白糖

白糖是由甘蔗、甜菜榨汁后加工精制的白色结晶。每 100 克白砂糖含蔗糖 99% 以上，还含有微量蛋白质、磷等。中医认为，白糖性平，味甘，在润肺生津，补脾益气方面有很好的功效，因此适合治疗口渴干咳，中虚脘痛，饥饿性晕厥等症。

夏季有烦热，汗出口渴症状的人可以用乌梅煎水，加入白糖至酸甜适度，代茶饮用。要想预防中暑的话则需要绿豆 50 克，煮熟，加适量白糖即可饮汤食豆。胃脘疼痛：白糖 15 克，加水适量，冲服。

麻油

麻油就是芝麻种子榨取的油，又名芝麻油、香油，其主要成分有油酸、亚油、花生酸、芝麻素等。

中医认为，麻油性凉，味甘，能够润肠通便，解毒生肌，所以常被人们用来治疗肠燥便秘，蛔虫积食，疮肿溃疡，皮肤皲裂等症。

气管炎患者可以拿麻油 30 克，鸡蛋 3 个，醋 70 克，油炒鸡蛋熟后醋炖，每日早晚各食 1 次，吃蛋饮汤。有胎漏之症的人可以用麻油 15 克，蜂蜜 30 克，同煎服用。痈疽发背初起的时候可以用麻油 500 克，醋 2 碗，先煎麻油至沸，再加入醋调匀待温，分 5 次服用，1 日服尽。

猪油

猪油的脂肪含量为 99%，其脂肪酸中多为饱和脂肪酸。中医认为，猪油性凉，味甘，在补虚，润肠，解毒，方面有很好的效果，因此常用来治疗体虚燥咳、大便不利、皮肤皲裂等症。

若是有产后体虚，恶风自汗之症的话可用猪油 100 克，白蜜 100 克，黄酒 50 克，生姜捣蓉煎取浓汁 100 克，与猪油、白蜜、黄酒同煎熬膏，每日食用 3 次。因肺热咳嗽以致失音者不妨各取猪油、白蜜 250 克，煮沸数分钟后，滤净冷凝，随时都可使用。

松子

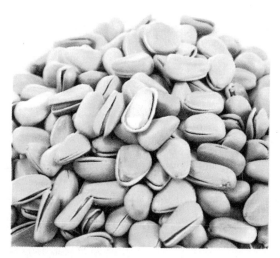

【图 5.1.1 松子】

中医认为，其性微温，味甘，功能益气润肠，滋阴养液。适用于肺燥咳嗽，肠燥便秘，肝肾阴虚之头晕目眩，口干咽燥及皮肤干燥等。

肺燥咳嗽者可以准备松子仁30克，胡桃仁60克，一起研成膏，用15克熟蜜收之。每日服用6克，饭后用温开水送服。要想抗衰老的话可以将松子仁捣烂，存放在器皿中，每次服鸡蛋大小的量即可，每日服用3次，长期如此就能起到滋阴润五脏，补不足的良好效果。

桃

桃向来有为"寿桃"、"仙桃"之称，鲜桃因属营养保健型水果，常被作为贡果或赠品，人们认为其有"观之赏心悦目，食之益寿延年"的功效，所以，民间广泛流传"桃养人"之说。

中医认为，桃性温，味甘、酸，可以很好地补中益气，养阴生津，润肠通便。最适合气血亏虚，面黄肌瘦，心悸气短，淤血肿痛等病证。桃的果仁是一种常用的中药，它能活血行瘀，滑肠通便。适用于淤血腹痛，跌打损伤；血燥便秘等症。

平时女性朋友若是有闭经痛经症状的话可以将桃仁、红花、川芎各取10克，以水煎服。便秘患者则可以取桃仁、大黄各10克，大麻仁、郁李仁各15克，同样以水煎服。有跌打损伤，血瘀疼痛情况的人可以将红花、桃仁、大黄芪5克，生地、当归、川芎各10克，以水煎服。有癫狂症状的不妨取桃花研末，每次温水送服3~6克。脑血栓，半身不遂之症可以将桃仁去皮尖，放在酒中浸泡1周，晒干为末，再用蜜调成丸，大小如梧桐子。每日服用2次，每次15丸，以黄酒送下。

桃子现吃口感很好，制作成脯食亦是不错。此外，因其有比较缓和的活血化瘀作用，所以，妇女经期适宜食用。尤其是少女在月经初潮后一段时间，往往月经尚未正常来潮，此时便可多吃桃或桃脯，而因过食生冷引起痛经的更需要食用。

龟

生在水中的龟叫水龟，生在海里的叫海龟。龟肉含蛋白质、脂肪等。中医认为，龟肉味甘、酸，性温，可以滋阴补血。凡久病精血亏虚，久瘫痿弱，虚劳咳嗽咯血之症都能以龟入药。

所以，阴虚体弱，劳损咳嗽者可以先在锅中加菜油60克，再放入切好的龟肉块250克，反复翻炒的同时加入黄酒、酱油和适量清水，下入生姜、葱、花椒等调料，用文火煨煮至龟肉熟透，即可吃肉喝汤。糖尿病患者可以将去掉肠脏的乌龟与玉米须一起入瓦锅慢火炖煮。术后饮汤吃肉。治疗初期肝硬化的病症需要将海龟板加水煮成胶质，服用时加少许红糖。难产需要催生的话不妨将龟甲烧成末，温酒服用3克。

乌贼

乌贼又被称为墨鱼。中医认为，乌贼性微温，味甘、咸，能帮助人们养血滋阴，补心通脉，温经止带。体虚贫血，月经不调，带下淋漓，产后乳汁不足等症都可以使用乌贼入药。

有白带症状的人可以用2个乌贼2个，瘦猪肉250克，少许食盐，一同煮食，服用时每日1次，连服5日。经闭之症可以将100克鲜乌贼肉切块，当归30克，适量生姜、盐、猪油，加水同煮至肉熟透，便可食肉饮汤。胃痛反酸的话只需拿乌贼蛋5只，海螵蛸9克同煮食用。疟疾之症可以用乌贼骨粉3克，白酒或黄酒10毫升，混合后1次服完。一般只需1次，最多3次即可奏效。

鳖

鳖又名甲鱼、团鱼、水鱼，是一种珍贵补品。其肉质鲜美，含有丰富的蛋白质和脂肪、糖类、钙、磷、铁和维生素A等，不仅可以帮助

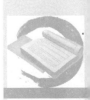
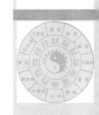

人体消化吸收，还能产生高热量，促进血液循环。

中医认为，鳖性平，味甘，有滋阴凉血，补肾健骨之良效，对于阴虚发热，腰膝酸软、头晕遗精等症有不错的治疗效果。鳖肉为大补阴血养生之佳品，其中以裙边最为滋补，常食可大补阴血，益气壮阳。一般认为，鳖肉不宜与苋菜、鸡蛋同食，此外，孕妇及脾胃阳虚者也须慎食。

久疟不愈的话可以用去肝、肠的鳖1只，用猪油炖，并放少许盐服用。慢性肾炎患者直接用鳖肉和大蒜，调味炖食。

鳖甲

鳖甲为鳖之背甲，据药理研究，鳖甲能抑制肝脾之结缔组织增生，升高血浆蛋白。中医认为，鳖肉性平，味咸，有滋阴潜阳，散结消症的功效，因此肾阴不足，潮热盗汗，或阴虚阳亢，热病伤阴，阴虚风动，胸胁作痛，月经不通等症常以此入药。

要治疗湿痰流注，肿核虚疮之症可用鳖甲3～9克，炖烊冲服，或鳖甲30克煎服。妇女漏下之症可用鳖甲醋炙研末，清酒服3克，每日2次。咳血不止的话只需将鳖甲、蛤粉各30克，同炒色黄，熟地黄50克晒干，共为末后，饭后茶水送下即可。

蟹

蟹又分为河蟹和海蟹。其鲜美肥嫩，富有营养。

中医认为，其味咸，性寒，有清热，散血滋阴之功能。适用于跌打损伤，筋伤骨折，过敏性皮炎，经久不愈的湿痹，各种肿块，体质虚弱，食欲不振等疾病。

不过，有过敏体质的人或食蟹过敏者不能食用，气喘，哮喘，皮肤病，如湿疹、皮炎、荨麻疹，过敏性结肠炎等病人也不宜食用。

海参

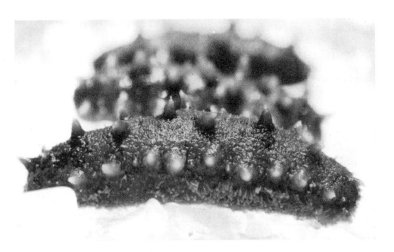

【图 5.1.2 海参】

《五杂俎》说海参性温补，的确，海参是海产珍品，营养丰富。中医认为，海参性温，味咸，是补益强壮养生佳品，日常食之可补肾气，益精血，润五脏，强身体。

妇女食用可以调经，养胎，利产。小儿食之则能促进生长发育。老年食后能抗衰延年。凡精血亏虚，病后虚弱，消瘦乏力，阳痿遗精，小便频数，肠燥便秘，胃痛吐酸等皆可服用海参。海参不含胆固醇，是防止动脉硬化的佳肴。但有滑肠便泄及痰湿内盛者不宜食用。

糖尿病：海参2只，鸡蛋1个，猪胰1具煮服。再生障碍性贫血：水发海参500克，煮食。高血压：水发海参50克，冰糖适量，煮熟，空腹服。小便频数：海参100克，羊肉100克，加调味品，炖熟后饮汤食羊肉、海参。产后或病后体弱：海参（浸透），瘦猪肉，共切片煮汤，加盐、姜等调味食之。血虚：海参、大枣（去核）焙干为末，每服9克，每日2次，温开水送下。

鲍鱼

本品为鲍鱼科动物杂色鲍的肉，其壳名石决明，是常用中药。习惯

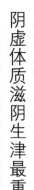

上虽称作"鱼"，其实是一种单壳贝类，其营养和药用价值都较突出。

中医认为，其性温，味咸，功能养血柔肝，滋阴清热，益精明目，行痹通络。适用于血枯经闭，血劳体弱，视物模糊诸症。

女子血枯经闭：用鲍鱼2只，葱2茎，炖食。肺痨咳嗽：鲍鱼肉、净瘦肉，调味炖食。胃溃疡：鲍鱼、蒜头、猪肚，调味炖食。糖尿病：干鲍鱼30克，鲜萝卜500克，煨汤服食。

牡蛎

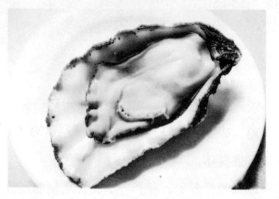

【图5.1.3 牡蛎】

牡蛎是一种软体海水产品，滋味鲜美。中医认为，牡蛎性平，味甘、咸，是滋阴养血养生的佳品。日常食用可以滋阴养血，补益五脏，养心安神，润泽肌肤。患有阴血不足，痨病体虚，形体瘦弱，肌肤枯燥者可优先食用。

具体说来，早期胃癌患者可用牡蛎肉100克，石决明、海带、海浮石、海蒿子、蛤粉、紫菜各15克，水煎服。治疗眩晕之症需要牡蛎、龙骨各18克，枸杞子12克，菊花10克，首乌12克，以水煎服即可。神经痛的话要将净牡蛎肉25克，做菜食用，每日1次，常服有效。治疗妇女崩漏失血及体虚食少的病症就需要将鲜牡蛎肉250克，猪肉100克，放入开水中煮，并加少许盐调味。有赤白带症状的患者可以取牡蛎、龙骨各15克，乌贼骨、樗根白皮、白鸡冠花各12克，煎服。

牡蛎壳，中医称之为生牡蛎，有镇痛作用，并能清热，增强免疫的功能，现代医学研究显示，牡蛎壳能使脾脏抗体细胞明显增多。

蛤蜊

中医认为，蛤蜊性寒，味甘，可以滋阴，利尿化痰，适用于瘿瘤、痔疮、水肿、痰积等病症。

因此，阴虚盗汗者可以用韭菜 100～150 克，蛤蜊肉 150～200 克，以适量水煮熟后调味服食。气虚水肿之症则可将 10 头大蒜捣如泥，放入适量蛤蜊，和成如梧子大的丸子，每次饭前温开水下 10 丸。

蚌

中医认为，蚌性寒，味甘、咸，在清热滋阴，明目解毒方面很有功效，所以蚌常被用来治疗肝肾阴虚，烦热消渴，目赤眩晕等症。

平时生活中，若有肝阴亏虚所致眼目昏花症状的可用蚌肉 60 克，决明子 15 克，夏枯草 15 克，加适量水煎汤服。治疗痔漏之症需要适量蚌肉加葱花、香菇煮服即可。

海蜇

海蜇是根口水母科海蜇的口腕部（即海蜇头）与伞部（即海蜇皮），海蜇皮胶质较坚硬。现代医学发现，从海蜇中提取的水母素，具有特殊的生理作用，在抗菌抗病毒，甚至是抗癌方面，都有很强的药理效应。

中医认为，海蜇性平，味咸。能够补心益肺，滋阴化痰，开胃润肠，安胎宁神。通常，有痰多哮喘，阴虚久咳，痞满积滞，大便燥结等症的人可以选择海蜇。

具体说来，若是有大便燥结症状的话可以用海蜇 30 克，荸荠 4 枚，煮汤服用。头痛及关节肿痛之症可以直接将海蜇皮外贴痛处。患溃疡病

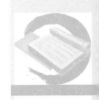

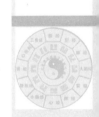

阴虚体质滋阴生津最重要

第五章

的话不妨用海蜇、大枣各 500 克，红糖 250 克，浓煎成膏，每日服用 2 次，每次 1 匙。在这里需要大家注意的一点是，从海里捕捞来的海蜇，需用明矾和盐除水，再用盐渍后方可食用。

鸭肉

鸭肉作为滋补妙品，中医认为，鸭性寒凉，味甘、咸，能够滋阴补虚，利尿消肿。因此体内有热、上火的人可以多多食用，特别是有低烧虚弱、食少、大便干燥和水肿症状的人，食鸭肉最有益。

不过进食鸭肉也是有禁忌的，《日用本草》中说道，"肠风下血人不可食"，《随息居饮食谱》则称"多食滞气，滑肠，凡为阳虚脾弱，外感未清，痞胀脚气，便泻，肠风皆忌之"。

所以患有腹水病的人不妨用白鸭 1 只，以豉 250 克与姜、椒放入鸭腹中缝合，蒸熟后食用。阳痿之症的话可以用 250 克的白鸭，虫下米 15 克，共煮汤食用。若是久咳虚喘之人只需用一只老雄鸭，冬虫夏草 15 克。将虫草放于鸭子腹内，放入瓦锅隔水炖熟，便可调味食用。高血压患者可将去毛及内脏的鸭切块，海带 60 克，泡软洗净，加适量清水同炖煮，略加食盐调味服食。

鸭蛋

同样，中医也认为，鸭蛋性凉，味甘，能够滋阴清肺，可用于治疗阴虚肺燥咳嗽，痰少，咽干及赤白痢疾，鼻衄，头晕胀痛等症。

所以，有阴虚肺燥咳嗽之症的话可以先煮银耳 9 克，再打入 1 只鸭蛋，然后加入适量冰糖即可食用。牙痛的话可以用咸鸭蛋 2 个，韭菜 90 克，食盐 9 克，一起放入砂锅，加水同煮，空腹服食。有鼻衄头胀头痛之症的人可以拿青壳鸭蛋 10 个，马兰头 250 克，同煮。蛋熟后去壳，再煮至蛋呈乌青色，即可食用。

猪肉

猪肉是肉食中最易得最常吃的食品之一，而且是营养丰富。现代医学认为，猪肉中的脂肪和胆固醇含量较高，动脉硬化、冠心病、高血压和肝胃疾者及老年人不宜过多食用。

中医认为，猪肉性寒，味甘、咸，有滋阴润燥之效，可用来治疗热病伤津，消渴瘦弱，燥咳便秘等症。《本草求真》中说猪肉"润肠胃，生津液，丰肌体，泽皮肤"，但李时珍说，多食猪肉则会助热生痰，动风作湿。

总的来说，有燥咳便秘之症的人可以用猪肉 100 克，松子 30 克，调味炖食。若是有腰膝酸软感受的话可以取适量猪肉、枸杞子，调味炖食。体虚自汗：猪肉、浮小麦、黑豆，调味炖食。痔疮：猪肉 100 克，槐花 10 克，调味煮汤食。神经衰弱：龙眼肉 15 克，大枣 10 枚，猪肉适量，调味炖食。猪肉不宜与乌梅、桔梗同食，有外感病、湿热痰盛及外感病初愈者不宜食。

猪皮

中医认为，猪皮性凉，味甘，有滋阴清热的功效，尤其适合治疗皮肤干燥，腰膝酸软，贫血及多种慢性出血的病症。

所以，妇女崩漏：以猪皮 50～100 克，水煎，加黄酒少许，文火久煮，稀烂后加红糖调服。血友病：猪皮 1 块，红枣 10～15 枚，同煮至稀烂，每日一剂。需要注意的是，有风热疾湿者不宜食用猪皮。

银耳

银耳又名白木耳，现代医学发现，银耳中的多糖类物质可以增强免疫力，调动淋巴细胞，加强白细胞的吞噬能力，兴奋骨髓造血机能。

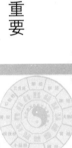

中医认为，银耳性平，味甘淡，可以滋阴润肺，益胃生津，适宜治疗肺虚咳嗽，痰中带血，便秘口渴，虚烦不眠等症。在选择时，以黄白色、朵大、光泽肉厚者为佳，既是名贵的营养滋补佳品，又是扶正强壮的良药，银耳滋补不腻，补脾开胃，尤宜养生常食。

平时有高血压头晕，高血脂症，动脉硬化症状的可以将9克银耳泡发后放入砂锅内水煎，之后加适量冰糖即可饮用，每日服用2次，连续服用。有虚劳咳嗽，咯血便秘之症的可以用银耳10克，适量冰糖，用文火炖食。若是咽痛燥咳的话可以用银耳10克，蜂蜜适量，炖食。若是出现虚热口渴，大便秘结症状的话不妨取10克银耳，100克粳米，调以冰糖煮粥食用。

第二节　常见的滋阴生津中药

中医药学理论告诉人们，要想调整阴虚体质就应当补阴，而常用的补阴中药有很多，百合、麦冬、如黄精、旱莲草、龟板等，现编者总结如下，向读者们介绍其主要作用和用法。

沙参

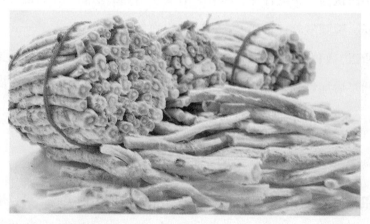

【图5.2.1 沙参】

沙参有南、北之分，南沙参以桔梗科植物轮叶沙参、杏叶沙参或其它几种同属植物的根入药；北沙参以伞形科植物珊瑚菜的根入药。南沙参体较轻质松，性味苦寒，可清肺火，益肺阴，可治疗兼有风热感冒而肺燥热之症；北沙参体重质坚，性味甘凉，主要用于养阴清肺，生津益胃。总而言之，沙参为滋养保健之品，正如《神农本草经》所说，其"补中益气"的功能受到长期利用。

旱莲草

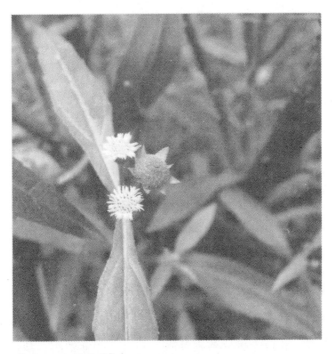

【图5.2.2 旱莲草】

　　旱莲草为补阴良药。中医认为其味甘、酸，性凉，可用来补益肝肾，凉血止血。所以，《滇南本草》说其可"固齿，乌须"，《本草纲目》则称其能"乌须发，益肾阴"。

　　临床经验也证明，单用鲜者适量捣敷，对阴血不足易脱发者，有使黑发易生之效。眉发脱落的话，也可涂抹。

　　此外，旱莲草还有凉血止血的功效，因此可治疗衄血、咳血、便血

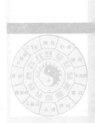

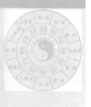
等症，不过，脾肾虚寒者忌用。旱莲草可入汤剂，熬膏，捣汁，或入丸、散剂。

黄精

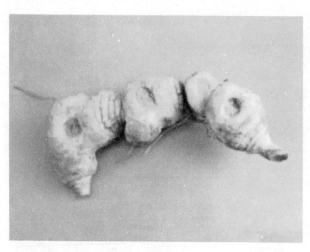

【图 5.2.3 黄精】

现代药理研究证明，黄精能增强心肌收缩力，增加冠状动脉血流量，改善心肌营养，防止动脉粥样硬化，及脂肪肝的浸润，并能提高肌体免疫力，有促进造血功能，降低血糖等作用，因此常用于治疗冠心病、动脉硬化、糖尿病、肺结核及病后体弱等症。

中医认为，黄精味甘，性平，可补脾润肺，补肾益情，强筋骨，乌须发，抗衰老。在平时使用的时候，每服可为 9 ~ 15 克，入汤、丸、散、膏剂皆可，并可煮粥或煎水外洗，不过，中寒泄泻、痰湿痞满气滞者忌服。

百合

百合在入药的时候常用其肉质鳞茎。中医认为，百合味甘、微苦，能润肺止咳，清心安神，补虚强身，在治疗体虚肺弱，肺结核，咳嗽咯血等症时有不错的效果。此外，百合还有益气调中的作用。

用30克百合配上乌药9克，水煎，即为百合汤。服用时每剂6～12克；研末吞服，每次6克。该方可用于治疗惊悸，能安五脏，养胃益气，除风湿痹，久服能令人润泽美色。痰多，便溏，泄泻，呕吐者忌用。

麦门冬

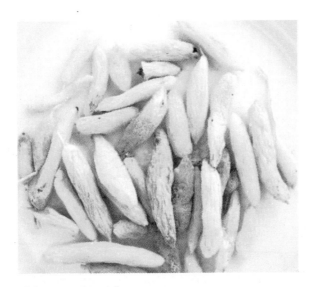

【图5.2.4 麦门冬】

临床经验证明，麦门冬能改善老年人心脏功能，还能消炎、镇咳、祛痰、平喘、利尿。在治疗老年常见的冠心病、心绞痛、肺结核、慢性支气管炎方面有显著作用。

中医学著作《神农本草经》将麦门冬列为上品，因其味甘，微苦，性微寒的特征，故有养阴润燥，生津止渴，清心除烦的功效，久服更是轻身不老不饥。食用时可每服10～30克，但脾胃虚寒泻泄及痰饮湿浊者忌用。

鳖甲

此物为鳖的背甲，味咸，性凉，是常用的滋阴清热药，兼有软坚散结的功效，亦能平肝潜阳。因阴虚内热而产生的骨蒸痨热、肺痨干咳、

痰中带血等症，可用鳖甲入药治疗。女性经闭，气血不畅，腹中淤阻结滞而生症块者，也可用鳖甲配合桃仁等药治疗。此外，鳖甲能抑制结缔组织增生，提高血浆蛋白，因此可用来治疗慢性肝炎肝肿大伴有血浆蛋白倒置之症。

山萸肉

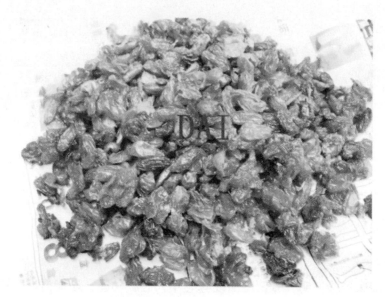

【图 5.2.5 山萸肉】

山萸肉味酸涩，性微温，可补肾益肝、收敛固涩，是标本兼顾的保健药。《神农本草经》将此药列为上品，说"久服轻身"；《名医别录》说"强阴益精，消谷调中，保心神定肺气，安五……"；《药性论》说"补肾气，兴阳道，坚阴茎，添精髓，疗耳鸣，止老人尿不节"。

临床应用也表明，山萸肉是平肝肾之要药。中年之后，凡男子性机能减退，前列腺肥大，小便频数或余沥不尽者，皆可用此作为常用保健药。但肾阳亢奋，下焦有热者不宜用。

天门冬

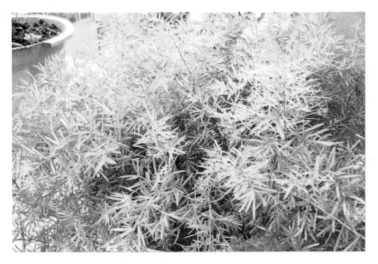

【图5.2.6 天门冬】

天门冬味甘，苦，性寒，有很好的清肺降火，滋阴润燥作用。《神农本草经》中称"久服轻身，益气延年"；《华子本草》说"润五脏，益肌肤，悦颜色，补五劳七伤。"据现代研究，天门冬根含天冬素等，有抗菌及抗肿瘤的作用。

《饮膳正要》里的天门冬膏是以鲜天门冬捣汁熬膏，每服一汤匙，早晚空腹温酒下，长久坚持有益气延年之效。

冬虫夏草

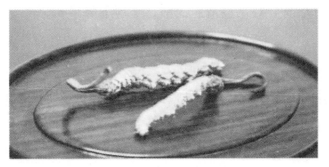

【图5.2.7 冬虫夏草】

冬虫夏草在滋养肺肾，止咳化痰，补虚疗损方面是闻名的良药。冬虫夏草既为肺肾两虚，咳喘短气，自汗盗汗所首选，又被用来治疗肾阳不足，阳痿遗精，腰腿酸软等症，更是身体虚衰或病后体弱滋补调养的珍品。

随着医学技术的不断发展，经过专业人员的开发，冬虫夏草的抗肿瘤作用被发现并据此制出了很多保健成品，如虫草鸡精、虫草精、虫草酒。若水煎服冬虫夏草的话，可每剂量 1 ~ 15 克；若炖食，常与鸡、鸭、猪瘦肉等共炖。

决明子

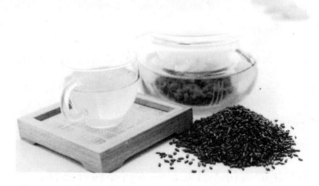

【图 5.2.8 决明子】

决明子是豆科植物草决明的成熟种子。药理实验表明：决明子中所含的大黄素有抑菌及泻下作用。有人观察决明子对 100 例高脂血症的疗效，治疗前后对比血清胆固醇，平均下降了 87.9% 毫克/分升。由此可见，《神农本草经》中关于决明子可使人"轻身"说法是有根据的。

中医认为，味甘、苦、咸，性凉，能益肾清肝，明目通便，是最常用的明目保健药。《神农本草经》说治青盲、目淫、肤赤、白膜、眼赤痛泪出。久服益精，轻身。《本草正义》也说："决明子明目、滋益肝肾，以镇潜补阴为正义，是培本之正治"。而历代以其明目的方法亦是很多，或单用，或与它药配伍，随症而施。不过，风寒咳嗽，痰清稀者忌服。

第三节　常见的滋阴生津药膳

可以说，女性朋友竟然是阴虚体质的"受害者"，阴阳不平衡一定是会导致各种疾病产生。为了避免身体干燥上火，读者可以根据编者提供的以下药膳做法，在享受美食的同时，为身体健康打下坚实的基础。

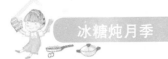

冰糖炖月季

制作原料：鲜月季花 30 克，冰糖 30 克。

制作流程：将月季花冲洗干净，放入碗中，加入冰糖和清水，隔水炖约 15 分钟即可。

冰糖炖月季有润肺止咳功效，适宜治疗肺虚久咳，略血之症。本方出自《泉州本草》，为后补的方名。此外，本方有活血调经功效，还可用于月经不调，痛经。

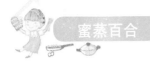

蜜蒸百合

制作原料：白花百合 500 克，蜂蜜 500 克。

制作流程：百合洗净，脱瓣，浸水半小时后捞出。放入碗内，加入蜂蜜，隔水蒸约 1 小时即可，服用时可分 10 次。

本方出自《经验广集》，具有滋阴润肺的功效，尤其适合治疗虚火劳嗽，略血之症。此外，本方去蜂蜜，加冰糖蒸食，名曰冰糖蒸百合，效用同上。需要注意的一点是，本方以滋阴润肺为目的，痰热咳嗽者不宜食用。

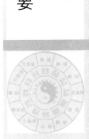

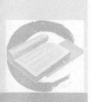

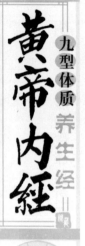

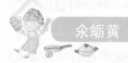

枸杞头炒鸡蛋

制作原料：枸杞头 100 克，鸡蛋 2 个，味精、盐、素油适量。

制作流程：枸杞头择洗干净，鸡蛋打入碗中，加盐调匀。油加热，放入鸡蛋炒成形后倒回碗内。再次放油热锅，下入枸杞头，略翻炒。加鸡蛋、盐、味精，翻炒均匀即可。

本方出自《滇南本草》，方名为后补，原方用于年少妇人白带，是治疗肾虚带下的常用方。枸杞头炒鸡蛋的食材很易于补肾益精，尤其适用于肾虚带下之症，本方重在补肾益精，对年少女子，肾气尚未充盈，任督二脉尚未发育成熟所致的带下尤为适宜。此外，本方还可用于治疗肾虚崩漏之症。

清蒸茶鲫鱼

制作原料：鲫鱼 1 条，绿茶 20 克。

制作流程：将鲫鱼去除内脏，保留鱼鳞，冲洗干净后，把茶叶装入鱼腹，用纸包裹住鱼并放入盘中，上笼锅蒸至熟透即可。

清蒸茶鲫鱼出自《治人心绞》，方名为后补，原方用于"消渴饮水"，为治疗消渴常用方，本方有清热生津，补虚止渴的功效，适合治疗消渴多饮即糖尿病。

氽蛎黄

制作原料：鲜蛎黄（牡蛎肉）250 克，乌鸡清汤、精盐适量。

制作流程：鲜蛎黄冲洗干净后切开备用。乌鸡清汤倒入锅内烧沸，放入鲜蛎黄、食盐、氽熟即成。

本方出自《本草纲目拾遗》，方名为后补。本方可用于"主虚损，妇人血气，调中，解丹毒"，乃滋阴养血方，所以很适合治疗久病虚损，月经过多，崩漏之症。

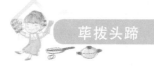

荜拨头蹄

制作原料：羊头与羊蹄各 1 个，荜拨、干姜各 30 克，胡椒、豆豉、葱白、食盐适量。

制作流程：将羊头、羊蹄去毛洗净后放入锅中，加清水煮至半熟，再加荜拨、干姜、胡椒、豆豉、葱白、食盐，再用小火炖体至极烂即成。

功能：本方有补肾益精功效。适用于五劳七伤。本方出自《千金方》，方名为后补。本方偏于温补。对虚寒劳生伤者尤为适宜，可以连续食用一周，但五劳七伤而偏于热者不宜食用。

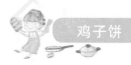

鸡子饼

原料：鸡子 3 枚，食醋、食盐、面粉各适量。

制作：鸡子打入盆中，加食醋、食盐、面粉、清水，调拌均匀，煎成饼空腹进食。

鸡子饼出自《圣济总录》，是治疗阴虚久痢的常用方，具有滋阴止痢的功效，阴虚久痢者可放心使用本方，而湿热痢疾者不宜。

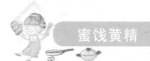

蜜饯黄精

制作原料：黄精 200 克，蜂蜜 500 克，清水适量。

制作流程：将黄精洗净放在锅中，加水浸泡透发后，用小火煎煮至熟烂液干，再加入蜂蜜煮沸，然后调匀即可。或冷后装瓶备用。

本方名为后加，出自《闽东本草》。蜜饯黄精有补益精气，强健筋骨的功效。若每日食用3次，每次1汤匙，可治疗小儿下肢痿软无力之症。不过，中寒泄泻，痰湿痞满气滞者不宜食用本品。

第四节　常见的滋阴生津药方

有阴虚体质症状的人也可以在平时尝试服用一些载于医术的有效药方，选择简单实用的方子为健康体质的培养增加动力。当然，建议在选择药方的时候得到专业医师的指导。

（1）熟地黄、生地黄、麦门冬（去心）、天门冬（去心）各50克，人参25克。

将以上几种药共为细末，炼蜜为丸，大小如梧桐子，每服50丸，空腹温酒盐汤送下。

本方出自《瑞竹堂经验方》。原文如是，"服本方十日明自，二十日不渴，自此可致长生也。"

（2）茯苓150克，桑寄生、地黄花各100克，菊花55克，地肤子、竹实、车前子各55克。

将上列7种药捣罗为细散，以清水调下，每日2服，最好坚持服用满四十九日。本方出自《遵生八笺》原文如是说，"本方能固精延年，祛除百病，聪明耳目。"

（3）当归、人参、乌药、白茯苓、草乌、杏仁、何首乌、川椒（去目）、川乌（去皮脐）、五加皮、枸杞子、肉苁蓉、砂仁各15克，本香、牛膝、枳壳、干姜（炮）、虎骨（酥炙黄色）、川芎、香附子、香白芷、厚朴、独活、羌活、陈皮、白术、麻黄、官桂、白芍、半夏（姜汁浸）、生地、熟地、天门冬、麦门冬（各去心）、五味子、沉香、防风、细辛、苍术、小茴香（炒黄）各9克，摘桃仁、破故纸、甘草各50克，红专肉、酱油各250克，白砂糖500克。

在制作的时候，需将上述的药用细绢袋盛，以大坛烧酒浸药3日，放在大锅内用酒浸坛煮4小时，取起掘一坑埋3日，出火毒，取出，每次饮酒1小盅。病在下时，空腹服下，病在上时，饭后服用。饮酒后将药渣晒干，碾为细末，用烧酒打糊为如梧桐子般大小的丸，每服35丸，空腹温酒送下。

本方出自《遵生八笺》。原文称本方专治"男、妇远年近日诸虚百损，五劳七伤。常服补脾，养丹田，和气血，壮筋骨，益精髓，身体轻健，明目，安五脏，安魂魄，润肌肤，返老还童，延年益寿，其功不可尽述。"

（4）何首乌2000克、白莲子50克、当归1000克、白本500克、龙眼肉1000克、黄芪1000克、石斛300克、牛乳五碗、枸杞200克、覆盆子200克、补骨脂300克、巴戟肉300克、五加皮300克、肉苁蓉250克、菟丝子150克、山药250克、杜仲100克、地黄500克、阿胶500克、人参500克、肉桂100克、脐带10条、紫河车300克、胎发250克、柏子仁100克、鹿茸200克、虎胫骨200克、白茯苓250克、白莲花一朵。

将上述药共为细末，炼蜜为丸，大小如梧桐子，每次50丸，滚汤送下。本方出自《集验良方》。原文说："久服延年益寿，返老还童。"

（5）远志500克（去心）、白茯苓500克、地骨皮500克、熟干地黄500克、麦门冬750克（去心）、培巨胜子500克（蒸，晒干去皮）。

将上药捣罗为末，以枣丸和，木杵臼捣千余杵，丸如梧桐子般大，每日空腹用温酒下40丸，晚食前再服。服药期间忌食生葱、大蒜、萝卜等。

本方出自《太平圣惠方》。原文说："本方令发黑，延年，久服可貌如童子，齿落重生，行如奔马，夜视有光，久服为地仙。"

（6）白术5克，麦门冬（去心）3克。

将这两味药同煎，夏天代茶饮。木方益气补脾，很适合老年脾虚和津少口渴之症。

（7）生干地黄250克、附子（炮裂去皮脐）、川椒（去目及闭嘴者，微炒出汗）、鹿角胶（捣碎炒令黄燥）、牛膝（去苗）、菟丝子（酒浸3日曝干，捣为末）各100克、杏仁（汤浸去皮尖双仁，童子小便浸三日，麸炒微黄）、肉苁蓉（酒浸一宿，刮去皱皮，炙干）各150克。

将上述药材研为末，炼蜜和捣三五百杵，成桐子大的丸，每日空腹温酒下40丸。

本方出自《太平圣惠方》。原文如是说："本方大补骨髓，益颜色，充肌肤，耐寒暑，久服强志力，延年却老。"

（8）交藤根500克（紫色者，河水浸七日，竹刀到去皮晒干），牛膝100克，茯苓250克。

将这三味药共为末，炼蜜成剂，杵一万下，丸如桐子大小，用酒送下30丸，空腹服用。本方出自华佗的《中藏经》。原文如是说："本方驻颜，祛百病，久服延寿，忌猪羊肉。"

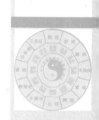

第六章　阳盛体质清热去火最重要

　　根据中医学理论可知，最健康的身体状态就是阴阳合宜，两种力量均衡，一旦某一方的力量出现增加，打破这种平衡之局，人们一定会面临患病的危险。

　　而阳气过盛就是阳盛体质，属于非平和体质的一种。其实，正常的阳盛是应该的，但是阴阳两气的对比力量过于悬殊的话，则会导致各种极端事件发生。因此，中医学认为，"阳盛则热"，热到一定程度，超过正常水平的时候即为火，所谓火为热之极。

　　一般来说，体内阳气旺盛的话，火为阳邪，这不仅会耗伤精液，还会扰动血分，会由此产生发热，口渴，汗多等症。

　　在这里，编者依然总结了一些关于阳盛体质人群自测的问题，还是需要根据自己最近一年的身体表现去依次做出回答。

　　1. 是否唇舌多红，容易咽喉肿痛？　　　　（1）是　　（2）否

　　2. 是否皮肤油腻，怕热易出汗？　　　　　（1）是　　（2）否

　　3. 女性朋友是否月经量较多？　　　　　　（1）是　　（2）否

　　4. 是否常有痤疮痔疮等疾病？　　　　　　（1）是　　（2）否

　　5. 是否喜欢凉爽，害怕燥热？　　　　　　（1）是　　（2）否

　　6. 中老年人是否患有心脑血管疾病？　　　（1）是　　（2）否

　　具体说来，阳盛体质的人们会有如下病症表现，如胃火炽盛，牙齿肿胀，胃脘灼热而喜凉饮；心火上炎，口舌生疮；心移热于小肠，尿少

123

色赤；肝火上冲，目赤头痛，两肋胀痛。如果火邪伤及脉络，营血则会被迫枉行，不循常道而溢于脉外，便会出现衄血，吐血，便血，尿血，淤斑等临床症状。阳盛体质的人多有形体壮实，声高气粗的形体特征，在性格脾气方面亦是火爆激动，乃至暴躁激烈。

总的来说，阳盛体质的人们在养生调理的时候，可以从这几个方面入手。

在饮食方面，一定要多避免过多食用辛辣燥烈食物，如辣椒、姜、葱等，对于牛肉、狗肉、鸡肉、鹿肉这种温阳食物也不宜多食。酒性辛热上行，阳盛之人也一定要做到切戒酗酒。在饮食上，阳盛体质的人可以多吃水果、蔬菜，如香蕉、西瓜、柿子、苦瓜、番茄、莲藕等败火清热的食物。

在药物选择方面，可以常饮用沸水冲泡的菊花、苦丁茶。大便干燥者，不妨用些麻子仁丸或润肠丸；口干舌燥者，则可用麦门冬汤；心烦易怒者，宜服丹栀逍遥散。

在精神情绪调理方面，因为阳盛体质的人容易动火发怒，所以平时一定要加强情绪修养和意志锻炼，以便用意识控制自己，遇到可怒之事，用理性克服情感冲动，因此，不妨多听些舒缓的音乐，做些安静心神的事情，如画画、养花等。

在体育运动方面，阳虚体质者依然需要积极参加体育活动，而游泳锻炼是这类人群运动的首选项目，此外，慢跑、武术、球类等运动也比较适合尝试。

当然，以上建议终究还是总体原则和部分实践尝试，接下来，读者朋友最好根据编者整理的内容对如何根据阳盛体质做出养生调理进行详细学习，以便掌握更多更专业的内容。

第一节　常见的清热去火食物

中医学认为，"热者寒之"，也就是说，体内有热的病人，要用寒凉的药物或食物来治疗，而阳盛体质就是体内有过度的热量，更需要用相反属性的物质来均衡制约它，所以，编者总结了相关材料，列出在饮食养生方面可以利用的相关食物和药膳。

蛏子

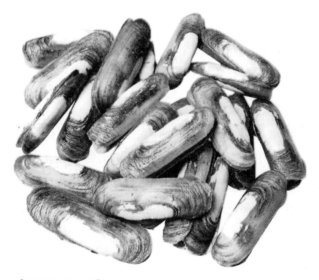

【图 6.1.1 蛏子】

蛏子是竹蛏科动物缢蛏的肉。资料显示，蛏子中含有多种营养物质。

中医认为，蛏子性寒，味甘、咸，有滋阳，清热，除烦的作用，有产后虚损，乳少，烦热，血痢等症的人可以选择蛏子来入药调理。

若是有病后烦热、口干之症的人可用蛏干 30 克，万年青干菜 30 克，煮食。有湿热水肿之症的可用蛏干 60 克，适量大蒜、粳米、葱、姜、料酒，无盐酱油少许。先将蛏干洗净，加水煮 10 分钟，再放入蒜

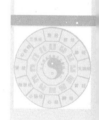

瓣及粳米，待粥将熟时，加调料烧开便可。若是产后虚损少乳则用蛏肉250克，黄酒适量，蒸后煮汤服食即可。

蚬

中医认为，蚬性寒，味甘，有清热，利湿，解毒的功效，很适合用来治疗消渴，小便赤涩，痰喘反胃，火眼，呕恶等症。所以有小便赤涩之症的人可直接将蚬肉煮食。若是吁喘反胃的话可将蚬肉和葱花煮食。在选择蚬的时候以黄蚬质佳。

青蛙

青蛙又被称为田鸡。中医认为，青蛙性寒，味甘，有清热解毒，利水消肿的功效，很适合有阴虚尚燥，虚劳烦热，水湿内盛，小便不利之症的患者食用。

平时有咳嗽，痰中带血，浮肿之症的人不妨用青蛙1个，将砂仁、莱菔子各9克，置于青蛙腹中，缝好，外用黄泥包裹，烧存性，去泥研末，黄酒冲服，分3次服用，每日1次。有小儿疳积之症的话只需将净蛙煮食，每次2只，连续服用即可。若是经闭之症可将青蛙焙于研末酒送服，每服9克。

马肉

中医认为，马肉性寒，其味酸、甘，有除热下气，壮腰筋的效果，适合有月经过多，带下不止，糖尿病，单纯性肥胖等症的患者食用。

所以，若是单纯性肥胖的话可以马肉代替猪、羊、鸡肉及乳制品为食。而糖尿病患者则可饮马乳2~3杯，每日2~3次。

菜油

菜油即油菜种子榨取的油，又名菜子油。其含有的成分较多，主要有芥酸、油酸、豆油酸、亚麻酸、甾醇、维生素等物质。

中医认为，菜油性凉，味甘，有润肠通便，清热，调味的功效，适合便秘，烫火伤，痈疽肿毒等症的患者服用。

若是有肠梗阻之症的话可用菜油 50～250 克，分 1 次或 2 次服下。若是被烫伤的话可用菜油外涂。

苦瓜

苦瓜又名凉瓜。中医认为，苦瓜性寒，味苦，是清热解暑的养生保健佳品，夏季最常用，且效果最佳。常食可明眼目，清心火，解暑热。因此常被用来治疗热病烦渴，中暑，肠炎，痢疾，火眼赤痛，热毒疮疖等症。烹调时，最好是把苦瓜切断，盐腌片刻，以便去除部分苦味。此外，脾胃虚寒者食之可能出现吐泻腹痛现象，所以不宜食用。

因此，有烦热口渴之症的可用鲜苦瓜 1 个，去瓢切碎，调味煮汤食用。若是患痢疾之症的话可用苦瓜 100 克，冰糖 100 克，粳米 50 克，煮粥食。若是患阳痿之症，可将苦瓜种子炒熟研末，每次 10 克，黄酒送服，10 天为 1 疗程。

葫芦

葫芦又被称为葫芦瓜。中医认为，葫芦性凉，味甘、淡，可清热利水，止渴除烦，对治疗腹胀，腹水，尿少，水肿，暑热，烦渴等症有很好的效果。

所以，若患水肿的话，可用葫芦 1 个，装满赤小豆与红枣，蒸 3 次，随时随意地吃。肾炎患者不妨将 300 克葫芦除去籽切块，水煎，每日频服（不拘时间地少量多次服用），每服 5 克。

卷心菜

卷心菜又可称为洋白菜、莲花白。因富含维生素 U，所以食用卷心菜有利于溃疡愈合，可用来预防或治疗胃及十二指肠溃疡。

中医认为，其性平，味甘。功能清热散结，解毒利尿，补肾壮骨，健胃通络。适用于胃及十二指肠溃疡，胆囊炎，关节不利，肾虚腰痛等症。

要想治疗胃溃疡疼痛不妨将鲜卷心菜捣汁300克，略加温，饭前饮用，每日3次。有上腹胀气疼痛之症的患者则可将卷心菜加盐煮，每天服用200克，分2次服。

莲藕

中医认为，藕性味甘、寒，能清热生津，凉血散瘀，补脾开胃，涩肠止泻之作用。常用以治疗热病口渴，咯血，吐血，尿血，衄血，痰热咳嗽，咽干喉痛等症。

因此有泌尿系感染，尿血等症的患者可准备藕500克，鲜甘蔗500克。先将藕去皮切碎，再将甘蔗绞汁，浸泡鲜藕1~2小时，用纱布过滤出汁饮用。有小儿热毒之症的话需准备鲜藕、鲜茅根，鲜荸荠各250克，一起放入锅中，加适量清水，煎沸20分钟后，去渣取汁，代茶饮用。有腹泻之症的不妨用藕500克，加姜50克，取汁，每日服用2次。

若是感觉体虚乏力，可用藕粉、糯米粉各500克，加白糖300克，加适量水和匀，上笼蒸半小时，最终成藕米糕，常食此糕可恢复体力。有热病烦渴，目赤热痛之症的话可将50克鲜藕，切片，入锅，加一碗半水，文火煮至一碗，加入适量白糖拌匀，代茶饮用。出现胃出血症状的话可准备鲜藕1支，三七粉5克，鸡蛋1只，精盐适量。先将藕洗净，切碎，绞汁，在锅中加适量清水，煮沸后加入三七、鸡蛋、食盐等，熟后服食。

小麦

我国南北方均种小麦，不过以北方小麦为佳。中医学认为，小麦味甘，性微寒，有清热，止烦渴，利小便的功效。正如《名医别录》中所说，小麦"主除热，止燥渴，利小便，养肝气"，因此可用来治疗消渴、心烦、淋病等症，若外用，还可消疮肿。

浮小麦

浮小麦，是指未成熟的嫩麦，因入水中淘麦时浮于水面，故也称其为"麦鱼"。

中医认为，浮小麦味甘、咸，性寒，有养心神，敛虚汗，去虚热的功能。关于浮小麦，《千金食治》中这样说道："养心气，心病者宜食"，《本草纲目》则说："益气除烦，止自汗、盗汗，骨蒸虚热，妇人劳热"。

在中医用药是，浮小麦常被用来治疗妇人脏躁、悲伤欲哭以及神经性心悸，怔忡不安，失眠等症。

麦麸

麦麸，即麦皮。据《药物图考》记载，麦皮中含有一种生活素，它能和缓神经，除热，去烦，润脏腑，安神经。现代研究发现，小麦麸皮约占麦粒的14%，含粗蛋白13%～19%，粗脂肪4%～6%，粗纤维6%～12%。

研究亦证明，麸皮纤维是食物和粪便的扩充剂，可缩短粪便在肠道内推进和排泄的时间，可降低人体血胆固醇。同时，麦麸对预防糖尿病、肥胖病都有积极的作用。

中医认为，麦麸性味甘凉，可收敛汗液，《本草纲目》记载，成麦麸有"润大便，治气痢，除黄疸，老人煮粥甚益"的功效。

无花果

无花果又被称为奶浆果。虽然人们称其为无花果，可无花果并非真的无花，只是花很小。无花果的花呈淡红色，长在由花托形成的果实内，从外面看不易看出。无花果肉质多汁，含有糖、蛋白质、维生素 B 等多种营养成分。据研究发现，无花果的抗癌作用在于其果中含有极微量的放射体。

中医认为，无花果性平，味甘，可清热润肠，润肺止咳，适合治疗肺热声嘶，咽喉肿痛，咳喘，大便秘结，痔疮脱肛等病证。

有胃及十二指肠溃疡疼痛的患者可将无花果焙干，研末，每服 10~20 克。若是筋骨疼痛，风湿麻水的话可用 15~30 克的无花果根，炖猪瘦肉内服。误食鱼蟹中毒的话可将无花果鲜嫩叶洗净，捣烂绞汁，温开水和服半杯。若是因肺热而声音嘶哑则可用无花果 30 克，水煎，调冰糖服用。

乌梅

乌梅又被称为青梅。乌梅果实含酸量很高，主要是柠檬酸，可达 19%，亦含有苹果酸、琥珀酸，及谷甾醇等成分。相关研究证实，乌梅对痢疾杆菌、大肠杆菌、绿脓杆菌、结核、伤寒、各种皮肤真菌有很好地抑制作用。此外，乌梅含有能提高肝脏解毒能力的微量苦味酸，它可使胆囊收缩，促进胆汁分泌，因此可用来治疗使人疼痛欲绝，汗珠如豆，痛苦万分的胆道蛔虫症，同时，乌梅还能有效分解肌肉组织中的乳酸，使人消除疲劳，恢复体力。

中医认为，乌梅性平，味酸，有解热，除烦，镇咳，止泻，驱虫的作用，因此有久咳不止，久泻不利，虚热口渴和盛夏暑热烦渴等症的人可以食用乌梅。因乌梅酸味极浓，不可过食，多食则损齿、伤齿，出现痰热。

若有痢疾之症可将 20 克乌梅压碎，再准备香附 10 克，加水 150 毫升，文火煎熬，待药汁浓缩至 50 毫升时过滤，早晚分 2 次服用。肠炎患者不妨将 10 个乌梅，煎成浓汤，饭前空腹饮服，每日 2 次。若是伤寒可将乌梅浸和黄连同用。取肥大乌梅，煮至极烂，去核，过滤后再煎，浓缩成稠厚膏，即为乌梅浸青，分服。糖尿病患者可将 100 克乌梅肉微炒为末，每用 10 克乌梅搭配两杯水，直到煎取 1 杯，去渣，临睡时服。若是患胆道蛔虫之症可取肥大乌梅 5~6 个，川椒 3~6 克，川楝根皮 24 克，水煎，分服。若是久咳不止的话可将乌梅肉微炒，罂粟壳去筋膜蜜炒，等分为末，每服 10 克，睡时蜜汤调服。有恶心呕吐之症的话可用乌梅 20 克，加冰糖 15 克，以水煎服。出现子宫出血情况的话，可用乌梅 30 克，适量红糖，以水煎服，每日 1 剂。

柠檬

柠檬所含的维生素 C 比较高，另外柠檬中还含有维生素 B_1、维生素 B_2 及钙、磷、铁等多种营养物质。而且，柠檬还是食品加工过程中必不可少的原料及调料，可用其制作蜜饯、饮料、糕点等食品。因为柠檬有浓郁的芳香之气，但食之却显味酸微苦，所以一般不能和其它水果一样鲜食。柠檬亦有洁肤美容的功能，可以消除皮肤色素沉着，长期以来柠檬是人们制作嫩肤霜和洗发剂的重要原料。此外，柠檬因为含有丰富的芦丁，可减少血中胆固醇，预防动脉硬化。

中医认为，柠檬性寒，味甘、酸，可生津止渴，祛暑安胎，适合用来治疗暑热烦渴，纳呆脘闷，痛经闭经，功能性子宫出血，胎动不安等症。

因此，生活中若有热病津伤口渴之症的话可将鲜柠檬肉切碎，用洁净纱布绞取汁，每次 10 克并以沸水冲化，饮用。有高脂血症的患者可准备柠檬 1 个，荸荠 10 枚，水煎常服。

白菜

白菜包括十字花科植物白菜及变种山东大白菜、浙江黄芽菜的叶球。资料显示，白菜中含有粗纤维、胡萝卜素及少量蛋白质等多种营养物质。

中医认为，白菜性平，微寒，可通利肠胃，润肺清热，常被用来治疗口干烦渴，大小便不利，肺热咳嗽等症。

因此若是患感冒的话可用干白菜根1块，红糖50克，生姜3片，以水煎服。想解木薯中毒之症的话可准备鲜白菜、生萝卜各3片，用凉开水洗净，切碎捣烂绞汁，加红糖适量，分数次服。口腔溃疡，糜烂疼痛者：取白菜根30克焙干，加硼砂6克，共研细末，涂于溃疡面。

蚕豆

蚕豆又名胡豆、佛豆。中医认为，蚕豆味甘，性平，可和中下气，调补五脏，清火解毒，利尿消肿。不过在食用蚕豆的时候需要注意两点：一是老蚕豆多食易腹胀，需煮烂食用。二是极少数人食蚕豆后，可发生急性溶血性贫血，此病多见于男童，发病急骤，主要表现为贫血，乏力，皮肤巩膜黄染及血红蛋白尿。一旦发病，必须急送医院救养治。

因此，有水肿之症的话可用陈蚕豆120克，红糖90克，蚕豆连壳与红糖同煮至汁浓时，滤出饮汁服用。有咯血吐血症状的话可取新蚕豆壳适量，煎汤服用。若是小便不通的话可用鲜蚕豆壳100克，煎汤服用。

草莓

草莓因为果实鲜红艳丽、柔软多汁，甜酸可口，所以很受人们的欢迎。据研究发现，草莓果肉中含有维生素、铁、磷、钙、柠檬酸、苹果酸、水杨酸等多种营养物质。而且，草莓内还含有抗癌的异蛋白物质，因此更受人们好评。

中医认为，草莓性平，味酸、甘，有生津止渴，清暑解热，利尿止

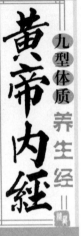
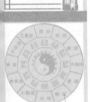

黄帝内经

九型体质养生经

泻的作用，可用来治疗干咳无痰，烦热干渴，积食腹胀，小便浊痛等病证。

因此，有干咳无痰，日久不愈之症的话可用草莓60克，与冰糖30克隔水炖烂，每日3次。有烦热干渴，咽喉肿痛之感的可将鲜草莓洗净榨汁，早晚各服1杯。若是醉酒只需吃适量新鲜草莓即可。若是有小便涩痛，尿色深一类现象的话可将草莓60克捣烂，以冷开水冲服。

香椿

香椿中所含的蛋白质居蔬菜之首，而且钙含量也较丰富，此外，香椿还含有维生素C、胡萝卜素及磷等多种元素。

中医认为，香椿味苦，性平，有清热解毒，健胃化湿的功能，可用来治疗肠炎痢疾，疔疽疮疥，食欲不振等病症。因此，要想治疗赤白痢疾的话可将香椿叶60～120克，酌加水煎服。

芹菜

生活中常食用的芹菜分水、旱两种，但性能相近。旱芹香气浓，又名香芹，入药效果极佳，所以又被称为药芹。在食用芹菜的时候，人们通常只食芹菜之茎，其实这并不正确，因为芹菜叶中维生素、矿物质等营养成分含量比茎高，弃之可惜。叶子虽然有苦味，吃时用开水焯过即可解决这个问题。

中医认为，芹菜味甘，性凉，可清热，健胃，降压，利尿，醒神，健脑，很适合用来治疗高血压，妇女月经不调，小便热涩不利等症。

因此，高血压患者可将250克鲜芹菜用开水烫约2分钟，切细纹汁。每次服1小杯，每日2次。妇女若是有月经不调或小便出血症状的话可准备鲜芹菜30克，茜草6克，六月雪12克，以水煎服。若是有反胃呕吐表现的话可准备鲜芹菜根10克，甘草15克，鸡蛋1个，煎沸后

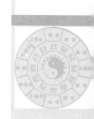

打入鸡蛋冲服。有小便出血症状的可将水芹捣汁，每日服六七次，每次半小碗。患百日咳的话可将整把芹菜洗净捣汁，加少许食盐，隔水蒸熟。早晚各服 1 小杯，连服 3 日。

绿豆

《本草纲目》说，绿豆处处有之，而北人用之甚广。的确，绿豆作为人们喜爱的食材之一，被制作成多种多样的美食，比如豆粥，豆饭，豆酒，豆饼。用水浸湿绿豆可发白芽，可为菜中佳品。把绿豆研磨可成为面，澄滤取粉，可以作饵顿糕，荡皮搓索，为食中要物。

中医认为，绿豆性凉，味甘，可消暑解毒、清热除烦，利尿消肿，主要用来治疗中暑头晕，暑热烦渴，恶心呕吐，药物中毒，水火烫伤以及疮疡肿毒等症。

若想治疗流行性感冒可准备 30 克绿豆，贯众 20 克，板蓝根 10 克，以水煎服诸药，连服 3 日。缓解醉酒之伤可用绿豆芽 30 克，葛花 10 克，西瓜翠衣 30 克，水煎，频频饮用。要治疗烧伤的话可取生绿豆粉 60 克，75% 的酒精适量，调成糊状，半小时后加入 10 克冰片调匀。创面清洁后，将药糊涂在创面。患药物性皮炎者可准备绿豆、黑豆、赤小豆各 25 克，甘草 3 克，加水煮至豆熟，即可食豆饮汤。出现铅中毒，食菌中毒，误服农药中毒等情况的时候可急取绿豆 200 克，生甘草 10 克，以水煎汤，晾凉服之用。患有痤疮病症的人不妨将绿豆研成细粉，再用凉开水将其搅拌成糊状，晚上睡前将患部洗净后涂之。

猕猴桃

猕猴桃又可称为阳桃。李时珍称其是，"其形如梨，其色如桃，而猕猴喜食，故有诸名"。

目前可供人们食用的猕猴桃主要有中华猕猴桃、软枣猕猴桃、狗枣猕猴桃等几个品种，而其中尤以中华猕猴桃为佳，是集"保健、抗癌、长寿、美容"为一体的佳果。据资料显示，猕猴桃果肉中含有 12 种氨基酸和丰富的钙、磷、钾、铁等矿物元素。另外，猕猴桃还含有解朊酶氨基酸，可防止致癌物质亚硝胺在体内发生作用，可降低血胆固醇及甘油三酯水平。对治疗高血压、心血管疾病、肝炎、咽炎、失眠、尿道炎、坏血病、脾脏肿大等疾病有很高的疗效。

中医认为，其猕猴桃味酸，甘，性寒，可调中下气，生津润燥，解热除烦，散瘀利尿，很适合用来治疗食欲不振，呕吐烦热，消渴，黄疸，五淋、痔疮等疾病。

因此，若是有风湿关节痛之症的话可取猕猴桃干果、木防己各 25 克，红草 15 克，胡枝子 25 克，以水煎服。患急性肝炎之症的可用猕猴桃根 200 克，红枣 12 枚，水煎，当茶饮用。产妇若是乳少的话也可将猕猴桃根 100～150 克，以水煎服。若感食欲不振的话，可取猕猴桃干果 100 克，以水煎服。出现脱肛情况的话需要准备 30 克猕猴桃根，猪大肠 1 段，煎汤服用。乳腺癌患者可取猕猴桃根 125 克，水 1000 毫升，煎 3 小时以上，每天 1 剂，10～15 天为 1 疗程。

香蕉

香蕉是热带和亚热带地区的代表性特产水果之一，香蕉果肉软润细嫩，糯甜可口，不仅芳香沁人，还富含多种营养成分。香蕉中钾的含量更是高居水果之首，每 100 克中高达 470 毫克。钾的作用很重要，因为钾对维持人体细胞功能和体内酸碱平衡以及增进心肌功能均有显著作用。

中医认为，香蕉性寒，味甘，可消烦止渴，润肠利便，清热解毒，通血脉，增精髓。适合用来治疗烦渴，风热，便秘，痔血，热疖肿毒等症。研究发现，常吃香蕉的高血压患者，能收到缓降血压的功效。香蕉可润肠，清热，预防便秘，从而避免因用力排便而造成的突发性脑溢血等危险。青香蕉有刺激胃黏膜细胞生长的作用，可保护胃壁免受胃酸的破坏，起到预防和治愈胃溃疡的作用。有些人常用香蕉果肉擦脸，认为有润肤和消除瘢痕的功效。香蕉性寒，脾虚便溏者不宜食用。

手足若是出现皲裂的话可将 1 只熟软香蕉剥皮焙热，用热水洗净手足后，取少量热香蕉搽在患处并稍加按摩。肺炎患者则可将香蕉根捣烂取汁后晾温并加食盐少许，和服。高血压患者可每日食用 3 次香蕉，每次 1～2 个，连续吃，有效。要想防治脑溢血可取香蕉花，以水煎服。若有烫伤的话可将香蕉去皮，将果肉捣烂，挤汁，涂在患处，每日 2 次。大便干燥不通的患者可于睡前食用香蕉 250 克。有燥热咳嗽之症的可将 2 个香蕉和适量冰糖炖服，每日 2 次，连服 2 周。

苹果

俗话说，一日一苹果，疾病不找我。研究发现，苹果中含有的果胶、纤维素和半纤维素可以吸附胆固醇，使之随粪便排出体外，从而避免胆固醇沉淀在胆汁中并形成胆结石。食用苹果还有能起到降压的功能，苹果中富含的钾元素，能促进体内钠盐排出，从而起到降血压功能。苹果亦能保护肝脏并缓解酸中毒，经常食用苹果还可增强人体免疫力。此外，苹果还是美容佳品，常食可使皮肤润滑柔嫩。苹果中的营养成分可溶体性大，容易被人体吸收，因此，苹果还有"活水"之称。

中医认为，苹果性凉，味甘，可生津润肺，除烦，解暑，开胃，醒酒，很适合有中焦诸气不足，消化不良，口干咽燥，慢性腹泻等症的人群食用。苹果性凉，凡脾胃虚寒者宜少吃。

所以，高血压患者可于平时食用苹果，每次吃 250 克苹果，每天 3 次即可。有动脉硬化之症的人可以每天服食 1 个苹果，而且要连皮吃下。若是出现大便燥结之症的话可以每天早晚空腹吃 1～2 个苹果。有慢性腹泻之症的人可用苹果干粉 15 克，空腹时，用温开水送服，每日 2~3 次。若感反胃的话可以取 25~50 克的苹果皮，煎汤服用。

李子

李子营养丰富，中医认为，李子性微温，味甘酸或苦涩，肝病者宜食用。李子有清肝热，生津利水的功能，因此可用来治疗骨蒸劳热，消渴引饮，肝硬化腹水等症。李子性酸，多吃可损伤脾胃。

关于李花，《本草纲目》说它"苦、香、无毒，令人面泽，去粉滓皯黯"。因为有修容之效，所以李花是美容医师的常用药。而李树叶，可除恶刺疮毒，还能用来治疗小儿高热、惊痫等病。

所以，若有跌打损伤的可将李子核仁 10~15 克，煎汤服用。出现高烧，惊痫病症的话可将适量李子鲜叶洗净煎汤，洗浴或捣汁涂抹。若是牙痛，可将干李根 10~15 克，切碎洗净，煎后内服。有面黑之症的可准备李花、梨花、白莲花、红莲花、樱桃花、白葵花、旋复花、秦椒各 300 克，桃花、木瓜花、青木香、丁香、沉香、钟乳粉各 150 克，珍珠 100 克，蜀葵花 50 克，大豆 300 克，共为细面，每天用此药搓洗手脸。据记载显示，按照此方使用的话，百日后颜面可光洁如玉。

空心菜

因空心菜含有胰岛素，故有降低血糖的作用，常被用来治疗糖尿病。

中医认为，空心菜性寒，味微甘。有清热凉血，解毒利尿的功效，可用于治疗鼻衄，便秘，便血，小便赤涩，疮痈肿毒等症。

妇女有白带之症的可将鲜空心菜连根 500 克，鲜白槿花 250 克，与猪肉同煮，吃肉喝汤。若有血热鼻衄之症的可将数根空心菜和糖捣烂，以沸水冲服。存在便血症状的可将鲜空心菜洗净捣取汁，和适量蜂蜜服用。

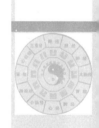

小儿夏季燥热的话可准备空心菜 100 克，荸荠 100 克，调味煮汤食用。

猪胆

猪胆的主要成分有胆汁酸类、胆色素、黏蛋白、脂类及其他营养矿物质。

中医认为，猪胆性寒，味苦，可清心凉肝，明目通便。正如李时珍所说，"方家用猪胆，取其寒能清热，滑能润燥，苦能入心，又能去肝胆之火也"。

有慢性鼻窦炎的患者可将 240 克藿香研细，与公猪胆汁调糊，每次饭后服用 15 克，每日 2 次。患头癣的可将猪胆汁调入雄黄粉 9 克拌成糊状，涂在患处。

豆腐

豆腐是大豆种子经加工而成的产品。中医认为，豆腐味甘，性凉，有益气和中，生津润燥，清热解毒的功能，可用来治疗目赤，消渴，便秘，咽痛，肺热痰多，胃火口臭等症。

所以，若是有产后乳少情况的可用豆腐 500 克，炒王不留行 30 克，煮汤，成后可喝汤吃豆腐。若有酒精中毒之症的话可将热豆腐切薄片，贴在全身，冷后即换，反复该流程直至病人苏醒。有白浊之症的患者可准备 100 克豆腐，50 克红糖。将豆腐掏空加入红糖封好，放在笼内蒸熟食用。

豆浆

豆浆，是豆科植物大豆种子加工形成的浆汁。中医认为，豆浆味甘性平，可以补虚润燥，清肺化痰，很适合用来治疗虚劳咳嗽，痰火哮喘，便秘淋浊等病症。

因此，出现血崩之症的可准备生豆浆1碗，韭菜汁半碗，调和后空腹饮下。有痰火咳喘之感的可用饴糖100克，豆浆1碗，煮化顿服。

豆腐皮

豆腐皮是豆腐浆煮沸后，浆面所凝结产生的薄膜。中医认为，豆腐皮性平，味甘、淡，有清肺热，止咳喘，消痰，养胃，解毒的功效，因此可用来治疗肺热咳嗽，热病伤津，大便干结等症。

黄瓜

黄瓜是人们常见常食的食材之一。医学研究表明，黄瓜中的纤维素可以促进胆固醇的排泄，能降低胆固醇。而黄瓜中的丙醇、乙醇等成分，还可抑制糖转化为脂肪，所以多吃黄瓜还可减肥。黄瓜头部含葫芦素，有显著的抗肿瘤作用。此外，外搽黄瓜汁能舒展皱纹，润肤除斑，是保持容颜的美容佳品。

中医认为，黄瓜性寒，味甘，有清热止渴，利水解毒的功能，因此可用来治疗烦热口渴，咽喉肿痛，火眼赤痛，烫伤疮肿，小儿热痢，小便不利，四肢浮肿等症。黄瓜性寒凉，胃寒者多食易腹痛。

若是四肢浮肿，不妨用老黄瓜皮50克，加水2碗，煎至1碗，每日服用2~3次。若有腹泻之症可将黄瓜叶切碎调醋，煎鸡蛋食用。

西瓜

西瓜营养丰富，其中含有果糖、葡萄糖、胡萝卜素等营养成分，素来就有"天生白虎汤"之称。

现代医学研究认为，西瓜有降低血压、软化血管、治肾炎水肿的作用。西瓜汁则是很好的美容剂，常用新鲜西瓜汁涂抹在面部等处，可增强皮肤弹性，减少皮肤皱纹，增添面部光泽。

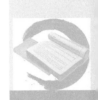
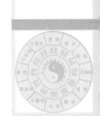

西瓜子含有脂肪、蛋白质、维生素、尿素酶、蔗糖酶和皂甙多种成分，而后三种成分有解毒效果，还对急性膀胱炎症状有缓解作用。

中医认为，西瓜性寒，味甘、淡，可清热解暑，除烦止渴，利水通尿，很适合治疗暑热烦渴，小便不利，口疮，酒醉等症。吃西瓜前要洗净瓜体外皮，吃西瓜后不宜喝热水。因为西瓜性寒，食后胃的温度会迅速下降，若在胃未恢复原有温度时喝下热水、可能因冷热冲击而发生呕吐。

因此有口疮的话可以口含西瓜汁，饮西瓜汁；或将西瓜皮烘干，研末外用。患有乙型脑炎抽风之症的话可将西瓜汁加白糖共饮。

急性肾炎患者可将整个西瓜洗净切碎，煮浓汁成西瓜膏，之后每天用开水饮服 1~2 匙，每日 2 次。糖尿病患者可将西瓜皮与党参、枸杞子，或适量冬瓜皮、天花粉共煎饮用。若想防暑不妨将 100 克西瓜皮洗净切片，在郭中加 3 碗水，煎取 2 碗，凉饮。有低血糖，贫血，肝炎病症的人可将熟西瓜取瓢切块（去籽），置于容器中，再加白糖腌几个小时食用。

食盐

食盐的主要成分是氯化钠、氯化镁、硫酸钠、硫酸镁、硫酸钙等物质。食盐是人们每餐必须的调味品，人们吃盐，就是为了吸取其中的钠成分。钠在人体中可产生"渗透压"作用，能影响细胞内外水分的流通，维持体内水分的正常分布。一个体重 70 公斤的正常人，体内约有盐 150 克。

尽管人们必须食用盐，尽管生命离不开盐，但盐吃得过多，反而有害。爱斯基摩人因为平均每天仅吃盐 4 克，尽管吃的是动物性食物，但没有多少高血压病人。美国人平均每人每天吃盐 10 克，高血压发病率约 10%。而日本北海道人平均每天吃盐 26 克，高血压发病率则高达

40%，可见吃盐多少与高血压发病呈正比例关系。此外，吃盐多的话还会超过肾脏的正常排泄能力，会引起浮肿，并且加重心肾的负担。

在一般生活和工作情况下，人们每天需要 5 克左右的食盐。营养学家曾提出一些既可减少食盐摄入量又不致影响食欲的措施：

第一，当菜肴为两种以上时，不要在每盘中平均使用盐、而应把盐集中在一种菜中；第二，炒菜时不放盐，而把盐直接撒在菜上；第三，充分利用酸味，用醋拌凉菜；第四，少用酱油；第五，灵活运用甜食或肉冻；第六，用紫菜、蘑菇、玉米等具有天然美味的食品，做成各种不加盐即美味诱人的膳食。

中医认为，食盐性寒，味咸，有清火凉血，通便解毒，滋肾固齿的功能，很适合用来治疗咽痛、牙痛、火眼，习惯性便秘，牙龈出血，催吐解毒等症。

因此，若有大便不通之症的话，可以每天清晨喝 1 杯淡盐水。手脚不慎碰伤出血时，可先用盐水清洗，既能消毒灭菌又可预防感染。若是咽喉肿痛，口腔发炎的话，可以每天用盐水含漱几次。针对一般性皮肤病可以在洗澡时，往水中放入适量盐。如果被开水烫伤皮肤的话，可以将盐水搽在皮肤上，以便减轻疼痛。

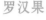 罗汉果

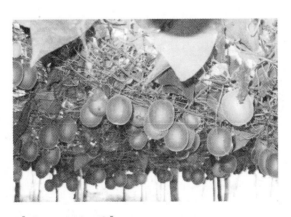

【图 6.1.2 罗汉果】

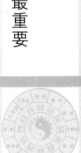

罗汉果又被称为假苦瓜。罗汉果中含有一种甜味物质，其甜度比食糖高300倍，可作为糖尿病患者的食用甜味剂。此外，罗汉果还具有抗癌的不俗作用。

中医认为，罗汉果性凉，味甘，是清润肺胃的养生佳品。常食起到可清凉润肺，养胃的作用，因此可用来治疗肺热体质，咽干声哑，胃热肠燥，大便干结等症。

慢性咽炎患者可准备1个罗汉果，猪瘦肉末50克，粳米100克，调以食盐、味精和麻油，共煮粥食。患百日咳的话可将1个罗汉果和30克柿饼，共炖食用。若感暑热烦渴，可将1个罗汉果打碎，用开水冲泡，代茶饮用。便秘患者可将2个罗汉果，取瓤及种子，打碎，水煎，睡前服用。慢性咳嗽患者可取1个罗汉果，水煎分2次服用。

海带

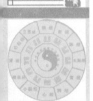

海带含丰富钙质，研究发现，每100克海带干品中含钙量高达1770毫克，这不仅对高血压的防治很有益处，还可壮骨骼，坚牙齿，美容颜。海带中也含有丰富的维生素，所以，常食海带的话，可预防和减少夜盲症、干眼病、皮肤干燥、唇炎、口角炎、舌炎的发生。

海带含有一种叫海带多糖的有效成分，这种成分可降低人体血清总胆固醇与甘油三酯的浓度。相关实验证明，海带能减少动物动脉内膜粥样斑块的形成及发展。海带多糖的特性还有抗凝血的作用，能阻止血管内血栓的形成。海带富含纤维素，而纤维素可以和胆汁酸结合排出体外，减少胆固醇合成，防止动脉硬化的发生。

中医认为，海带性寒，味咸，可软坚散结，利水泄热，很适合用来治疗甲状腺肿大、淋巴结肿、睾丸肿疼、慢性咽炎、高血压等病证。

慢性咽炎患者可将海带以开水烫过，用白糖渍浸3天，之后每天食用30克。高血压患者则可将海带60克，绿豆150克，加水煮，再加适量红糖，顿服。若是患淋巴结肿的话可将 500 克海带切碎，泡入 1000 克白酒中，浸泡 20 日，去渣，然后每日饮用 1 盅酒，早晚分饮。若患瘰疬之症可准备干荔枝 7 枚，海藻、海带各 15 克，黄酒、葱、姜、桂皮、大料、酱油适量。将干荔枝剥皮，海藻、海带洗净切碎，然后一起放入锅中，再加调料及清水烧开，煮至海带酥烂即可食用。肝脾肿大的患者可将海带 10～30 克，茯苓 30 克，以水煎服。

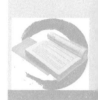

薏苡仁

薏苡仁又可称为薏米或苡仁。中医认为，薏苡仁性凉，味甘、淡，有利水渗湿，健脾止泻，清热排脓的功能，可用来治疗小便短赤，水肿脚气，风湿痹痛，筋脉挛急，脾虚泻泄等症。

有脾虚泻泄之症的话可以用薏米 50 克，山药 100 克，调味煮粥食用。若是小便不利，水肿的话只需将薏米 30 克，赤小豆 30 克，冬瓜 200 克，共煮汤食。若是小儿肺炎，发热喘咳，可用薏米根 9～15 克，煎汤调蜜，每日 3 次分服。

螺蛳

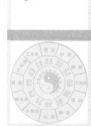

螺蛳又可称为田螺。中医认为，螺蛳性寒，味甘，有清热，利水，明目的良好效果，因此可用来治疗黄疸，白浊，痘疹，目赤等症。

烹制螺蛳的常用方法是将其洗去污泥，放在清水中静养数日，待污物排出体外后，再剪去螺顶，用水洗净，入锅加水烧沸，加入料酒、姜片、葱、盐、豆瓣酱或肉骨头，文火慢煮，待螺肉酥烂，再加少许糖、味精，撒上葱花、胡椒粉即可。

因此，有湿热黄疸，小便不利之症的人可将 10～20 个螺蛳在清水中漂去泥，捶碎螺壳，取螺肉用黄酒拌和，加清水炖熟饮汤，每日 1 次。有白浊之症的可将 1 碗连壳螺蛳放在锅内炒热，然后加入好白酒 3

碗，煮至 1 碗，取螺以针挑肉食，仍以此酒下之。

第二节　常见的清热去火中药

中国医学认为，"气有余便是火""壮火食气"，即人体尤盛之火，可消耗下体正气。

对于阳盛体质者来说，要想达到健康状态，就需要去除体内的多余阳气，因此在选择食物和药物的时候优选清热泄火一类。此外，火盛还会损耗人体津液，所以又须服用一些能够滋补津液的药物，以便共同施力改善阳盛体质。

石膏

石膏是含水硫酸钙的矿石。中医认为，石膏味辛、甘，性寒。生石膏可用为清肺胃火热的良药，有清火，止渴，除烦，退热的功能。煅石膏的清热作用会大减，有收敛作用。

一般看来，生石膏用量为 10 ~ 50 克，煅石膏多为外用。

黄芩

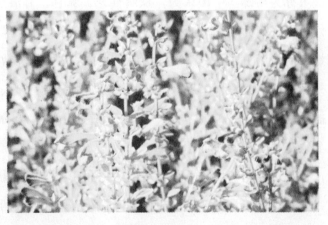

【图 6.2.1 黄芩】

144

黄芩是唇形科植物黄芩的根，含黄芩苷等成分，有退热及利尿的作用，还能降低血压作用，对痢疾杆菌、伤寒杆菌、大肠杆菌、百日咳杆菌、肺炎双球菌均有抗菌作用，可抑制流感病毒。

中医认为，黄芩味苦，性寒，是常用的清热药，适合阳盛体质有咽痛，牙痛，口腔溃疡，扁桃腺肿痛，大便干结，肺热咳嗽等症的患者服用，但脾胃虚寒者禁用。

栀子

栀子是茜草科植物于的果实，其富含栀子素、栀子苷等成分，有解热，镇静的功效。相关实验证明，栀子有镇痛作用，对肠管有解痉作用。

中医认为，栀子味甘，性寒，是常用的清热泻火药之一。可清泻三焦火热，祛湿解毒，适合阳盛体质有目赤、发热、烦躁、大便干结、小便黄赤等症的患者服用。

黄连

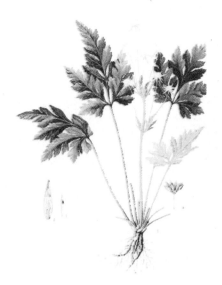

【图 6.2.2 黄连】

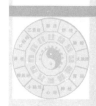

黄连是毛茛科植物黄连的根茎，含甲基黄连碱等多种生物碱。其粗提取物与对多种革兰氏阳性及阴性细菌有良好的抗菌作用，体外能抑制某些病毒、真菌、钩端螺旋体、滴虫、草履虫等。

中医认为，黄连味苦，性寒，有清泻心胃火热，凉肝胆，解热毒的作用。从常年经验来看，四川地区所产的黄连效力较好，故又称其为川黄连。

但阴虚烦热，脾胃虚泻，气虚作泄等症忌用此药。

地骨皮

地骨皮是茄科枸杞属植物枸杞的根皮，其中含有桂皮酸、酚类物质、甜菜碱及亚油酸等。地骨皮有显著的解热作用，其煎剂可降低血糖，浸剂可降低血压，此外，地骨皮还有降低血清胆固醇和抗脂肪肝的作用。

中医认为，地骨皮性寒，味甘、淡，可凉血退蒸，清泻肺热，适合有虚劳潮热盗汗，肺热咳喘，血热妄行的吐血，衄血，痈肿恶疮以及肺结核和高血压症的人群服用。

芦根

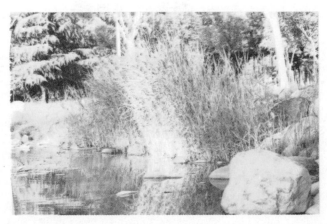

【图 6.2.3 芦根】

芦根是禾本科植物芦苇的地下茎，含有薏苡素、天门冬酰胺等成分。

中医认为，芦根性寒，味甘，有清热生津，除烦，止呕，利尿的功能，很适合有热病伤津，烦热口渴，胃热呕吐，噎膈反胃及治疗肺热咳嗽，肺痈等症的患者服用。

天花粉

天花粉是葫芦科植物栝楼的根，含有天花粉蛋白质、皂苷等成分。

中医认为，天花粉味甘，性寒，有清热，生津，解毒，排脓的功效，临床上，内科、外科均常使用。若是有阳盛体质所致的唇干，口渴，舌红少津，心烦等症的人，可服用天花粉，但脾胃虚寒者忌用此药。

第三节　常见的清热去火药膳

现代社会中的人们经常出现各种上火之症，不管压力所致还是自然环境影响，人们都要想办法去除火气。因此，从饮食治疗的角度出发，编者总结了一些美味食用的药膳。

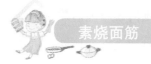

素烧面筋

制作原料：水面筋500克，生姜、葱白、食盐、味精、湿淀粉、素油适量。

制作流程：将水面筋切片备用，素油烧至六成热时放面筋，炒至焦黄色。然后加葱、姜和适量清水，烧沸，加入食盐、味精调味，烧至面筋熟后用湿淀粉勾芡即算完成。

147

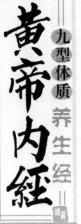

本方出自《本草纲目》、《随息居饮食谱》等，方名为后补。原方用于"解热，和中止渴，消烦"，而且是"劳热人宜煮食之"。本方性质平和，有清热，止渴的功效，可用来治疗热病烦渴之症，宜于久食，且养生者多用。

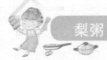

梨粥

制作原料：两个鸭梨，食量粳米。

制作流程：鸭梨冲洗干净，切碎，故入锅中，加清水煮半小时。捞去梨渣。再加入淘洗干净的粳米。续煮至粥成。

功能：本方有清热除烦、止咳化痰功效。适用于小儿风热，神昏烦躁，肺热咳嗽。本方出自《圣惠方》、《本草求原》、《粥谱》等。原方用于"小儿心藏风热，昏懵躁闷"，"小儿疳热及风热昏躁降火，治热嗽"，为清热止咳常用方。本品不用粳米用西米，加冰糖煮食，则清润之力增强，适用于虚热烦躁咳嗽。本方性寒，寒嗽及脾虚便溏者不宜食用。

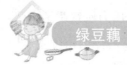

绿豆藕

制作原料：粗壮肥藕1节，绿豆50克，食盐适量。

制作流程：将藕去皮冲洗干净后备用，绿豆用清水浸泡后取出，装入藕孔内，再放入锅中，加适量清水，炖至熟透时加入食盐调味，即可进食。

这道绿豆藕的药膳有清热明目的作用。本方出自《岭南采药录》，原方用于"眼热赤痛"，本品还可用于治疗热病烦渴，热毒上攻，目赤疼痛，热淋诸症。

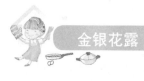

金银花露

制作原料：鲜金银花 250 克，水适量。

制作流程：将金银花放在蒸馏瓶中，加适量清水，依法蒸馏，取得 1000 毫升蒸馏液后停止。

本方出自《本草纲目拾遗》，原用于"清热消暑"，是夏季人们用来清热解毒的常用品。

本方可单独使用，也可与其它清热解毒类饮料配合使用。可做成冷饮或温饮，每次饮用 30 ~ 50 毫升，每日两次，在暑季时常饮用可获得清热、解毒和清暑的功效，能治疗暑温口渴，热毒疮疖等症。

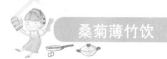

桑菊薄竹饮

制作原料：菊花 10 克，桑叶 10 克，苦竹叶 30 克，白茅根 30 克，薄荷 6 克。

制作流程：将以上诸料洗净，放入茶壶内，用沸水冲泡温浸 30 分钟后即可饮用。

本方出自《广东凉茶方》，原用于治疗外感风热，是肺、肝有热者的常用饮品。其实代茶频饮，此方还可治疗内热所致的目赤、头痛、发热，喉痛等症。

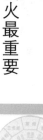

丝瓜花蜜饮

制作原料：干丝瓜花 10 克，蜂蜜适量。

制作流程：将干丝瓜花放入瓷杯中，用沸水冲泡，温浸 10 分钟，再加入蜂蜜调味食用。

本饮品出自《滇南本草》，原用于治疗"肺热咳嗽，喘急气促"，是肺热咳嗽者的常用饮品。临床适用于急性咽炎、鼻窦炎、支气管炎和肺炎等症。完成此方后需趁热顿服，每日3次，如此便能对肺热咽痛，咳吐黄痰，喘息，胸痛等症起到很好的治疗效果。

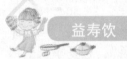

益寿饮

制作原料：罗布麻叶3克，枸杞子6克。

制作流程：将洗净的罗布麻叶与枸杞子放在瓷杯中，用沸水冲泡，温浸片刻，便能饮用。

本方出自汉代华佗的《青囊书》，原名为"漆叶青粘散"，后世考证其主要成分为罗布麻叶与枸杞子。代茶频频饮用可抗衰防老，平降肝阳，为延年益寿的良方。

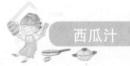

西瓜汁

制作原料：西瓜肉500克。

制作流程：将西瓜肉去子后，用洁净纱布绞挤汁液。

本方出自《本草汇言》，原用于治疗阳明热甚，舌燥烦渴，或神昏不寐，语言懒出等肺胃津伤之候，现为夏季清热解暑常用饮品，因其有清热，祛暑之效，并可治疗外感高热，口渴，烦躁，尿急、尿频、尿痛之热淋等症。

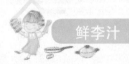

鲜李汁

制作原料：鲜熟李子100克。

制作流程：将新鲜李子去核，将肉切碎，用洁净纱布绞汁。

本方出自《泉州本草》，原用于治疗骨蒸劳热，或消渴引饮。现为养肝阴，除虚热的常用饮品。饮用时，每次 50 毫升，每日 3 次。因为该饮品有清热，生津，滋阴的功效，因此可用来治疗肝经阴血不足之虚劳骨蒸，五心烦热之症。也可用于胃阴不足之内伤消渴、肺结核、甲状腺机能亢进，癌症等症，作为消耗性疾患的辅助治疗。

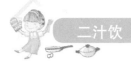

二汁饮

制作原料：鲜藕，白梨等量。

制作流程：将二物洗净，分别榨汁，混合调拌。之后每服 1 盅，每日 2 ~ 3 次。

二汁饮有清热凉血，生津止渴的功效，适合有口干舌燥，内有积热等症的人群食用。

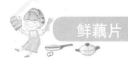

鲜藕片

制作原料：鲜藕 250 克，米醋、白糖、香油等调料适量。

制作流程：将鲜嫩莲藕洗净后，去皮切成薄片装盘，加入米醋、白糖、香油拌匀，即可食用。

鲜藕片有清热，凉血，散瘀的功能，因此此方适合因血热所致的须发早白者食用。

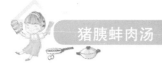

猪胰蚌肉汤

制作原料：猪胰 200 ~ 300 克，新鲜蚌肉 500 克，黄酒、植物油、细盐适量。

制作流程：将猪胰洗净，滤干，切块。将活河蚌去壳，取出蚌肉，洗净，滤干，切块。用中火将油锅中的植物油烧热后，倒入蚌肉，翻炒5分钟，加黄酒1匙，再以小火慢煨2小时，然后加细盐半匙，然后继续慢煨1小时，直至蚌肉软烂，离火起锅。食用时，每日2次，每次1小碗。

这道药膳可清肺胃之火，适合糖尿病患者服用。

蚌肉冬瓜汤

制作原料：冬瓜500克，河蚌肉250克，精盐、味精、葱花、麻油等调料适量。

制作流程：蚌肉加少许姜汁浸泡，冬瓜去皮、瓤后，切片备用。取出冬瓜仁，用水煮20分钟，去仁留汁，放入冬瓜片，煮5～10分钟后，放入蚌肉，烹黄酒，煮沸3分钟，再放精盐、味精、葱花，淋麻油，即算完成。

这道汤品可以清热凉血，很适合有血热月经提前者服用。

橄榄酸梅汤

制作原料：鲜橄榄50克，酸梅10克，白糖适量。

制作流程：将橄榄、酸梅劈开，加清水煎煮20分钟，去渣取汁，再加白糖调味，然后频饮。

橄榄酸梅汤有清热解毒，生津润燥，利咽润喉的效果，尤其适合热象明显的咽喉肿痛，咳嗽痰稠，声音不清的患者服用。

第四节　常见的清热去火药方

上火是比较常见的阳盛症状，其实，上火不算什么重大疾病，但是却很让人煎熬难耐。尤其是在气候炎热的夏季，阳盛体质者更要注重预防火气伤身，对此，不妨尝试一些常见的药方，帮助去除体内多余的阳气。

（1）牛黄，雄黄，生石膏，黄芩，冰片，甘草，大黄，桔梗。

利用上述诸药制成大蜜丸剂，每丸重3克，每次服1丸，每日2~3次。

本方出自同仁堂制药厂，此方有清热泻火解毒的功效，适合治疗阳盛体质者常见的咽喉、牙龈肿痛，目赤肿痛，口舌生疮，舌质红，苔黄等症。

（2）黄连，黄芩，石膏，栀子，黄柏，大黄，荆芥穗，川芎，防风，桔梗，连翘，菊花，薄荷，白龙，旋复花，蔓荆子，甘草。

将以上诸药制成蜜丸，每丸重6克，或是制成水丸，每20粒重1克。口服，成人每次服6克，每日3次。儿童酌减用量。

本方出自四川成都中药厂，有疏风，泄热，解毒的功效，适合治疗阳盛体质者常有的头晕，耳鸣，口舌生疮，牙龈肿痛，暴发火眼，小便黄赤，大便秘结，舌尖红，苔黄等症。

（3）龙胆草，生地黄，泽泻，栀子，柴胡，黄芩，甘草，当归，本通，车前子。

将上述诸药制成水丸剂，使每100粒的重量为6克。口服，成人每次服6~9克，每日3次。儿童酌减用量。

本方出自《医宗金鉴》，可清肝泻火，清利肝胆湿热，适合治疗因肝胆火盛所致的头痛，目赤，口苦，胁痛，耳聋，耳肿等症，以及由肝

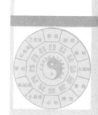

胆湿热下注所引起的外阴瘙痒肿痛，小便淋浊，妇女带下等症。

（4）西瓜，火硝，皮硝，冰片。

按照以下步骤将以上诸药制成散剂。将重5千克的西瓜去顶，除去部分瓤，加入火硝250克，皮硝500克，盖上原顶，装入无釉瓦罐，放在通风处，数日后若有霜析出于罐外，扫下，用纸包住后悬于通风处，风化数日，将其研细，每625克加冰片15克，均匀混合后，过罗，包装制成。

本方出自《疡医大全》，有消肿止痛的功能，对口舌生疮，明喉红肿，牙齿疼痛等症有很好的治疗效果。使用该药时，可每次取少量此药吹于患处。

（5）当归，川芎，甘草，山药，白苟，麦门冬，白木，黄茶，六神曲，蒲黄、胶枣肉，生阿胶，茯苓，人参，防风，干姜，柴胡，大豆卷，肉桂，白薮，桔梗，生苦杏仁，牜黄，麝香，犀角粉，冰片，雄黄粉，朱砂粉，羚羊角粉。

将上述诸药制成蜜丸，每丸质量为3克。每服1丸，用温开水送下。

本方出自《太平惠民和剂局方》中的"牛黄清心丸"，有清热，熄风，镇惊的功效，兼能开窍醒神，非常适合阳盛体质者服用。

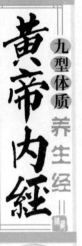

九型体质养生经

黄帝内经

154

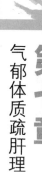

第七章　气郁体质疏肝理气最重要

中医认为，肝在人体中有排泄毒素的作用，比如不良情绪得不到排解的话就会出现肝气郁结的病症，"卧则血归于肝"的说法还告诉人们，夜晚优质睡眠还能为人体血液生发和分配疏通起到很好的作用。

当然，肝脏发生问题不会是瞬间形成，而是会以各种小毛病的形式出现。当然，具体病态表现和病情程度还是会根据每个人的不同体质、生活习惯等因素决定。但不得不说，平时的生活细节和身体状态还是值得我们多加关注。

中医认为，人体之气是生命存在和运动的根本，生命活动得以维持，就是因为气这种动力的支撑，而人体的气也是需要各种营养和机能搭配才能产生作用的。气的持续作用除了与先天禀赋、后天环境以及饮食营养有关以外，还与肾、脾、胃、肺的生理功能有密切关系，可以这样说，人们机体的各种活动，实质上就是气在体内运动的具体体现。

人体之气如果顺畅的话，人们就会正常进行各种活动，但当气不能外达而结聚于内时，便形成"气郁"。中医认为，气郁这种病症多是由忧郁烦闷、心情不舒畅等因素导致的，如果不及时调理，长此以往就会导致血循环不畅，更是严重影响身体健康。

首先，不妨做这样的一个测试，先明白自己是否属于气郁体质，在做测试的时候依然要根据近一年的体验和感觉，回答以下问题。

1. 是否常常感到闷闷不乐、情绪低沉？　　　（1）是　（2）否

2. 是否是多愁善感、情感脆弱的性格？　　　　（1）是　　（2）否

3. 是否容易感到情绪紧张或焦虑不安？　　　　（1）是　　（2）否

4. 是否容易感到害怕或受到惊吓？　　　　　　（1）是　　（2）否

5. 是否无缘无故爱叹气？　　　　　　　　　　（1）是　　（2）否

6. 是否感觉咽部有异物感？　　　　　　　　　（1）是　　（2）否

7. 肋部或乳房是否时常感到胀痛？　　　　　　（1）是　　（2）否

具体说来，所谓气郁，就是气郁结而不行。如果人体情志不舒，忧郁便可导致气机郁结而不舒畅，而气郁之症常会损及人体肝、心、脾、肺等脏。气郁体质的形成主要有这样几种原因：

首先是先天遗传，比如父亲有抑郁之症，很可能会遗传给子女，这种遗传有家族倾向。

其次是所欲不遂，也就是得不到想要的东西，或者愿望不能满足，所以就会出现郁闷、生气的情绪，长期下去会形成严重的肝气郁结之症。

忧郁思虑也是造成气郁体质的重要原因。按照中医忧思伤脾理论来看，想得太多了，心思太重，就容易心情不好，长期下来的话也会因为忧虑造成气郁。

而饱受惊吓更是产生气郁体质的原因。中医认为，人在受到突然惊吓的时候，会出现"恐则气下、惊则气乱"的情况。"恐则气下"，是说过度恐惧的情况下，人体之气会泄于下，导致肾气不固，蒸化失常，封藏失职，会有二便失禁及遗精等症，因此就有吓得屁股尿流的说法了。除此以外，"惊则气乱"的话还会使心神散乱。因为惊是人体对外界突然发生的事件产生的情志变化，而七情分属五脏，但总司于心。如果突然受惊，心神散乱，心气受伤，气机逆乱，心无所依，神无所归，虑无所定，以致惊慌失措，惊恐不宁。在受到惊吓的过程中，常会出现奇迹逆乱，气机不通，久之出现气郁。

一般来说，其余体质的人会呈现出多愁善感、忧郁脆弱的性格特征，

身体也比较瘦，显得弱不禁风，无缘无故叹气之余，还会有心慌、失眠等症。容易出现气郁症状的人多是年轻人，而且女性明显多于男性。

在调养的时候，这类人群可以主要从饮食、药物、运动和情绪几方面入手，比如多吃葱、海带、海藻、萝卜、山楂等具有行气、解郁、消食、醒神作用食物，在运动方面可以尝试跑步、登山、游泳、武术等项目。最重要的是一定要多参加集体性的运动，解除自我封闭状态，解除气郁独闷的状态。那么，对于气郁体质来说，具体该如何养生呢？编者依然从饮食和药物两方面做详细介绍。

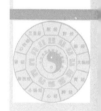
第一节　常见的疏肝理气食物

中医认为，气郁就应该理气，唯有气顺畅了才能维持人体各种营养物质的运输，因此，气郁体质者，可以多吃一些理气、行气的食物和药膳。除此以外，气郁还会因为心情不畅的因素变得愈加严重，所以，主动调整心态，保持乐观积极情绪也是治疗气郁体质的必要功课。

大麦

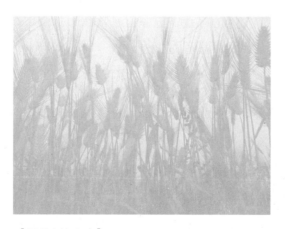

【图 7.1.1 大麦】

古人早有"作饭滑，饲马良"的记载，可见大麦既可磨粉食用，又是畜禽的好饲料，现代又有大麦能降低人体血胆固醇的说法。

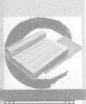

中医在治病用药的时候常用大麦芽，大麦芽性微寒，味咸。有益气调中，化食利水，宽中下气，舒肝回乳的功效，可用来治疗食欲不振，消化不良，伤食食积，胃腹胀满及乳产郁积引起的乳房胀痛等症。

因此，平时若是有胃弱，消化不良，饱闷腹胀之症的话可用大麦芽、六神曲各15克，以水煎服。妇女回乳时乳房有胀痛之感的不妨取大麦芽30～60克，以水煎服。有小儿伤乳，症见腹胀，欲睡之症的话可生用大麦面，用水调3克服。

橘子

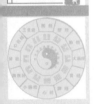

中医认为，橘子的肉、皮、核、络、叶可入药，且都是有名的中药。

橘皮，中药称之为陈皮，性温，味辛、苦，有理气健胃，燥湿化痰，平喘的功效，可用于治疗咳嗽痰多，脾膈满闷，食滞纳果等症。

因此若有反胃呕吐之症的话，可以选好陈皮以壁土炒香为末，水煎温服，每次6克，每日2次。患急性胰腺炎的话可用陈皮30克，甘草6克，煎水服用，每日2服。其实，橘皮不论是鲜的还是干的，皆可食用，不妨在煮米粥时放几块橘皮，亦或是蒸馒头时掺几条橘皮丝，可使粥或馒头清香可口，既美味又养生。

橘络，也就是橘皮内白色分枝状筋络，可通经络，宣滞气，经常被用来治疗经络气滞，痰积血郁，伤酒口渴等症。橘络中所含的维生素P能防治高血压症。

橘核，就是橘子的种子，能够理气，散结，止痛，可用来治疗小肠疝气，睾丸肿痛，乳腺发炎等症。

青皮，橘子未成熟时的果皮。可破气散滞，疏肝止痛，常被用来治疗胃满，消化不良，胸胁痛，乳房胀疼等症。

橘子的养生优点虽多，却也不宜多吃。而且吃橘子前后1小时不建议喝牛奶，因为牛奶的蛋白质遇果酸就会凝固，从而影响蛋白质的消化吸收。

蘑菇

蘑菇又名肉蕈。药理研究发现，蘑菇中亦有抗菌和降低血糖的作用。

中医认为，蘑菇性凉，味甘。有开胃理气，化痰解毒，透发麻疹的功效，因此常用来治疗脾胃气滞，咳嗽麻疹，急慢性肝炎等症。蘑菇味鲜，常食可益胃气，悦神志，强身体，但本品动气发病，不宜多食。

若有小儿麻疹透发不快之症的话可用鲜蘑菇 18 克，水煎去渣服，每日 3 次，或加鲜鲫鱼 1 条，清炖，喝汤。若是感觉手足麻木，腰腿疼痛的话可用蘑菇 250 克，黄酒 30 克，白酒 25 克，花椒适量。将花椒熬水冲入黄白酒内，混合并与蘑菇拌匀，笼蒸，晒干磨面，每日早晚空腹服用，以黄酒为引，白开水送下 9 克，期间忌食生冷。

淡豆豉

淡豆豉是由大豆蒸腌加工而成的。中医认为，其味苦，性寒，可解表，除烦，宣郁，解毒。

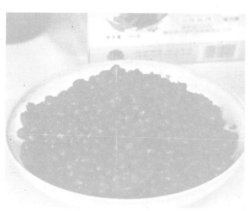

【图 7.1.2 淡豆豉】

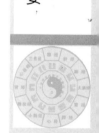

断奶后乳胀者不妨用豆豉 250 克，水煎服，服用 1 小碗，余下的洗乳房。若有烦躁失眠之症的话可用豆豉 250 克，水煎至 1 小豌，饮之。患感冒的话也可用豆豉 12 克，水煎服。有头痛者，可加白芷 3 克同煎。服用。

薤白

薤白是百合科植物小根蒜的鳞茎，有理气宽胸，通阳散结的功能，适合用来治疗胸痹，赤白痢下等症。

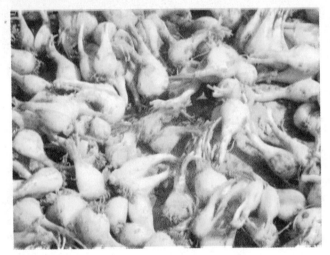

【图 7.1.3 薤白】

因此，有胸痹不得卧，心痛彻背者，可用薤白 150 克，半夏 250 克，栝楼实 1 枚（捣），白酒 7500 克，将这四味，同煮，取 3000 克汁，温服 750 克，每日三服。患赤白痢下之症的话，可用薤白一把，切之，煮作粥食。

第二节　常见的疏肝理气中药

对于气郁体质的人来说，要想改善体质就必须使用一些可以理气的药物。因为顺则平，只有人体之气通畅顺达，人体才能健康强壮。如果气滞人就会生病，因寒，因热，因痰，因情志不遂皆可导致脏腑功能失调，即气机阻滞，运行失常，从而产生各类疾病。

虽说理气很重要，不过人们在选择理气药物的时候一定要明白一点，那就是治疗气郁的理气药物通常偏辛温香燥，容易伤津耗气，所以在应用时一定要适可而止，不能过量使用，而且特别是妊娠者或阴液亏损者需慎用理气药物。

香附

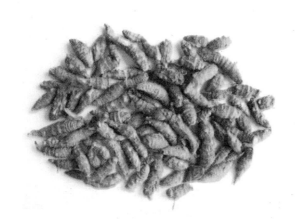

【图 7.2.1 香附】

香附是莎草科植物莎草的根茎，含有挥发油、含生物碱、强心苷和黄酮类成分。试验证明，香附具有明显的解热、镇痛和抗炎作用，对某些致病菌和致病真菌有很好的抑制作用。

中医认为，香附性平，味辛、微苦，有理气解郁，止痛调经的功效，非常适合用来治疗肝胃不和，气郁不舒，胸腹胀痛，痰饮痞满，月经不调等症，但气虚血燥者慎用。

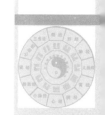

佛手

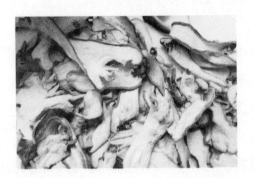

【图 7.2.2 佛手】

佛手是芸香科植物佛手的果实，其中含有柠檬油素、香叶木苷皮苷、挥发油等成分。

中医认为，佛手味辛、苦、酸，性温，主要功效是理气和中，舒肝解郁，因此对于治疗由肝气郁结而致的胃脘痛，胸闷胁胀，食欲不振，呕吐等症很有效果。

苏梗

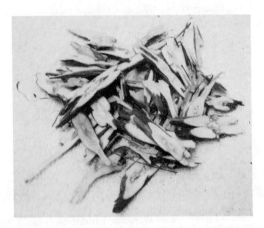

【图 7.2.3 苏梗】

苏梗是唇形科植物皱紫苏或尖紫苏的茎枝。苏梗含有挥发油，而油中主含紫苏醛、左旋柠檬烯等物质。

中医认为，苏梗味辛，性温，有理气舒郁，和胃安胎的功能，适用于治疗胸脘痞闷，气滞腹胀，胎动不安，嗳气呕吐等症。

青皮

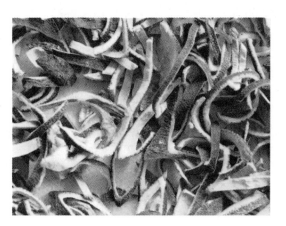

【图 7.2.4 青皮】

青皮是芸香科植物橘及其变种未成熟的果皮或幼果，亦含挥发油。其主要成分是柠檬烯，另含橙皮苷、红橘素等成分。挥发油对胃肠有温和的刺激作用，可促进消化液分泌，排除肠内积气，并有轻度祛痰功能。青皮煎剂可抑制胃肠平滑肌，有解痉作用。

中医认为，青皮味苦辛，性温，有破气消滞，舒郁降逆的功能，亦可治疗疝气疼痛。对于由肝气郁结导致的胸膈胀闷，气逆不食，胁肋痛胀，气滞胃痛等症，可用青皮破气结，舒肝郁。

木香

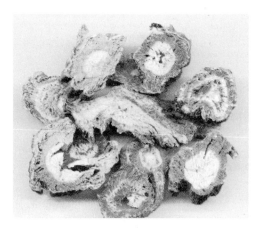

【图 7.2.5 木香】

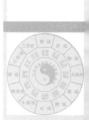

木香是公丁香、川木香和越西木香的根。木香中含挥发油，油中含云木香烯、本香烃、木香内酯、木香醇和木香酸等成分。药理试验发现，木香有扩张支气管平滑肌的作用，有直接松弛肠道的作用，对多种致病菌及真菌有良好的抑制作用。

中医认为，木香性温，味辛，可行肠胃滞气，疏肝解郁，和胃健脾，是中医常用的行气药。但肺虚有热，虚火上冲，血分燥热者忌用此药。

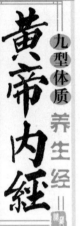

第三节　常见的疏肝理气药膳

中医认为，生气会伤肝。因为生活压力的逼迫，人们时常出现暴的情绪。出现不良情绪的时候，有些人选择痛痛快快地发泄出来，有些则会暗暗忍住，可以说，不管怎么做，这都是伤害肝脏的因素。

所谓的健康生活可不是仅指体质健康，当然还包括心理健康，所以，人们不妨尝试食用一些具有疏肝理气效果的食物，并以美味药膳的方式享用它。

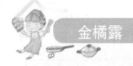

金橘露

制作原料：新鲜金橘 500 克。

制作流程：把金橘切碎后置于蒸馏瓶内，加适量水，进行蒸馏，收集到 1000 毫升蒸馏液停止，之后每次服用 10 毫升，每日 2 次。

常食金橘露可舒肝和中，开胃止呕，尤其适合孕妇恶心呕吐，或有食欲不振或食之即吐，胸腹满闷，情绪不畅的人群服用。

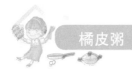

橘皮粥

制作原料：橘皮 25 克，粳米 100 克。

制作流程：将橘皮研细末备用。把粳米淘洗干净后放入锅内，加适量清水，煮至粥将要成时，加入橘皮，再煮 10 分钟即可。

本方出自《调疾饮食辩》，原方用于"脾气不运，食物作胀"，为理气运脾常用方。故本方有理气，运脾功效，可用于治疗中焦气滞，脾失健运，脘腹胀满，不思饮食等症。《寿亲养老新书》以本品加苎麻根，良姜末煮粥，名"陈橘皮粥"。本方辛散温燥，故气虚吐血及阴虚燥热者不宜食用。

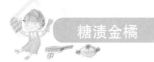

糖渍金橘

制作原料：金橘 500 克，白砂糖 500 克，水适量。

制作流程：将金橘洗净放到铝锅中，再用勺将金橘逐个压扁，去核，加入白糖腌制 1 日，待金橘被糖浸透后，再以小火煨熬至汁液耗干，停火待冷，再拌入白糖，放盘中风干数日，装瓶备用。

糖渍金橘有理气，解郁，化痰，醒酒的多重功效，经常食用的话可治疗胸闷郁结，食欲不振，消化不良，以及伤酒等症。糖渍橘肉与糖渍金橘均是甘酸之品，然其不同之处是：糖橘饼以甘酸化阴，润肺为主，而糖金橘以辛酸温，行散脾胃气滞为主。

糖渍橘皮

制作原料：鲜橘皮 200 克，白砂糖 200 克，水适量。

制作流程：将适量鲜橘皮或泡软的干橘皮洗净，切成丝，放入铝

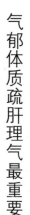

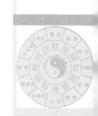

锅。再往锅内加入大约橘皮重量一半的白糖，并添水没过橘皮，然后开始加热，煮沸后，改用文火煮至余液将干时，将橘皮盛出放在盘中，待冷，再撒入大约橘皮重量一半的白糖，拌匀即可。

本方出自《简便单方》，方名为后加，原方用于"痰膈气胀"之症，即痰阻中膈，气机不畅则致气胀，法宜理气化痰。使用本方便可开胃理气，获得止咳化痰的功效。本品甘苦辛温，每次食用量不宜过多，饭前或饭后食用皆可，但胃热者应慎用。

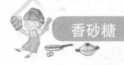

楂曲内金散

制作原料：炒山楂，炒麦芽、炒谷芽、神曲、鸡内金各30克，橘皮15克。

制作流程：将以上诸药干燥，共研细末。每服6~10克，米汤送下，每日3次。

本方有消食导滞，理气健胃的功效，很适合有食欲不振，脘腹胀满，呕恶嗳气等症状的患者服用。

鲜橙汁冲米酒

制作原料：鲜橙汁半碗，米酒1~2汤匙。

制作流程：将米酒冲入鲜橙汁内，每日服用2次。

本方可行气止痛，若是妇女于哺乳期内有乳汁排出不畅，乳房红肿，结硬疼痛等症的话可以按照此方服食。

香砂糖

制作原料：香橼20克，白砂糖500克，砂仁2克，水适量。

制作流程：将白砂糖放在铝锅内，加少许清水，用小火煎熬至较稠厚时，加入香橼粉、砂仁粉，调匀，再煎熬至铲挑即成丝状，不粘手时，停火。将糖倒在表面涂过食用油的大搪瓷盘中，待稍冷，将糖分割成条块，即成。

本方出自《本经逢原》，品名为后加，原方用于"臌胀"，为治疗臌胀的常用方，因此，本方有开胃，健脾，行气功效，经常食用，可治疗食欲不振，食后腹胀等症。

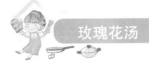

玫瑰花汤

制作原料：初开的玫瑰花 30 朵，冰糖适量。

制作流程：玫魂花去心蒂，洗净，放入锅中，加清水浓煮，最后加入冰糖调味进食。

本方出自《饲鹤亭集方》，原方制成膏剂，用于"肝郁吐血，经血不调"，为理气和血常用方，由此可见其理气解郁，和血散撤的功效。若本品专用于调经，则可加入适量红糖，以增强活血调经的效果。此外，《泉州本草》还以本方用于"肺痈咳嗽吐血"。

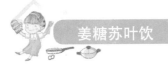

姜糖苏叶饮

制作原料：生姜 6 克，紫苏叶 3 克，红糖适量。

制作流程：生姜切丝，苏叶捻碎和红糖一起放入瓷杯，用沸水冲泡，温浸片刻可饮。

本方出自《本草汇言》，原用于治"外感风寒"，现为外感风寒引起胃脘不适者常用的饮料方。所以，趁热饮用的话很适合治疗风寒感冒，胃寒型呕逆，泄泻，腹胀疼痛，以及因吃鱼虾所致的轻微食物中毒症状。

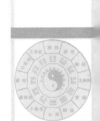

醋浸生姜饮

制作原料：生姜、米醋、红糖适量。

制作流程：将生姜洗净切片，用米醋浸淹24小时。待用时，取3片姜，加适量红糖，用沸水冲泡，温浸片刻。

本方出自《食医心镜》，原用于治"呕吐，百药不效"，为脾胃寒凝淤阻，引起呕吐、腹脘疼痛的常用方。临床亦可用于治疗胃寒中阻，淤滞性胃神经功能症，萎缩性胃炎及妊娠恶阻等症。若是趁热频饮，对治疗食欲不振，呕吐，中寒淤阻腹痛等症更有疗效。

花参麦茶

制作原料：佛手花、厚朴花、红茶各3克，常参、炒麦芽各6克。

制作流程：将以上诸药共捣成粗末，沸水冲泡，随时可饮，代茶徐徐饮用。

本方有理气止痛的功效，可用于治疗脘闷腹胀，气郁不舒，痰积食滞等症。

甘露茶

制作原料：橘皮120克，乌药、姜炙川朴、炒山楂、麸炒枳壳各24克，麸炒六神曲45克，炒谷芽30克，茶叶90克。

制作流程：先将橘皮用盐水浸润，再共碾为粗末，过筛，分装，每袋9克，每次1袋，加鲜姜一片，开水冲泡代茶饮用。

本方可理气消积，很适合治疗由食积停滞引起的脘腹胀闷，不思饮食及水土不服等症。不过，期间忌食生冷，油腻之物。

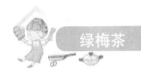

绿梅茶

制作原料：绿茶、绿萼梅各 6 克。

制作流程：将上述二种材料一起用沸水冲泡，代茶饮用。

绿梅茶很有理气止痛的效果，尤其适合有肝胃气痛，两肋胀满，郁闷不舒，食纳减少等症的人饮用。

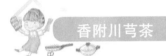

香附川芎茶

制作原料：川芎、香附子、茶叶各 3 克。

制作流程：将上述诸药共为粗末，沸水冲泡，代茶饮用。

香附川芎茶可疏肝解郁，对治疗肝气郁滞所致的慢性头痛很有效果。

第四节　常见的疏肝理气药方

要想获得更加快速的治疗效果，仅仅依靠食疗的方式就不行了，此时服用相应的中药良方才是最好的方法。因此，气郁体质者可以根据专业医师或选择著名医书记载的药方，来实现疏肝理气的目的。

（1）人参、陈皮、青皮、丁香各 7 克，白术 5 克，草果仁、炮附子、炮干姜各 4 克，姜制厚朴、炙甘草各 2 克，生姜 3 片，红枣 2 枚。

将上述诸药以水煎服，每日 1 剂，分 2 次服用。

本方可舒肝和胃，很适合因肝气不舒所致的胃脘部疼痛，胀满者服用。

（2）柴胡、白芍、当归、炙甘草、炒白术、茯苓、薄荷、煨姜各 100 克。

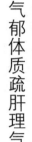
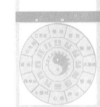

将上述诸药制成水丸，使每50粒重3克。口服，每次6~9克，每日3次，空腹温开水送服。

本方中药物起到的作用是疏肝，养血，健脾，因此气郁体质有精神抑郁，胁肋胀痛，口燥咽干，神疲食少，舌淡红苔薄，脉弦而虚之症的人最适合服用。

（3）柴胡、白布、丹皮、白术、当归、栀子、薄荷、茯苓、甘草各100克。

将上述诸药制成水丸剂，使每50粒重3克，服用过程中可酌减用量。

本方可疏肝养血，健脾清热，很是适合气郁体质又兼见热象者，具体表现有烦躁易怒，精神抑郁，口苦咽干，舌质红，苔薄白。

（4）白芍（酒炒）、川楝子、木香、枳壳（炒）、玄胡索（醋制）、厚朴（姜制）、陈皮、沉香、茯苓、片姜黄、豆蔻仁、朱砂。

按照本方药材制成蜜丸，每丸重9克。口服，成人每次服1丸，每日2次，小儿酌减用量。

本方具有舒肝理气，和胃止痛的功能，可主要治疗因肝气郁滞引起的胁肋胀满疼痛，脘腹胀满之症。

（5）香附（醋炙）、青皮（醋炙）、陈皮、本香、郁金、砂仁、三棱（麸炒）、莪术（醋炙）、猪牙皂、槟榔、六神曲（麸妙）、麦芽（炒）、黄连、大黄、广藿香、牵牛子（炒）、甘草。

按照本方药材制成水丸剂，每100粒重6克。口服，每次6克，每日2次，温开水送服。

本方有行气开郁的功效，为六郁丸方。所谓的"六郁"是指气郁、痰郁、血郁、湿郁、食郁、热郁，因六郁皆责于气，多由情志不舒，气机郁结所致，而气机通畅则诸郁皆舒。堪称六郁丸的此方自然有其适合气郁体质者服用。

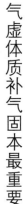
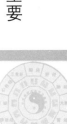
第八章　气虚体质补气固本最重要

其实，人们常说的亚健康状态，即时常感到的疲劳便是气虚体质的表现。气虚体质者通常不会有明显的病症，相反，是一些比较"综合"的表现，如无力疲劳、胸闷气短等迹象。

而正是因为这些没有针对性指向的表现，很容易让人们没有警惕之心，以为只是疲劳所致，从而不了了之。

殊不知，就在人们不知不觉的时候，各种外邪病毒在身体里面就"驻扎"下来了。

一般来说，疲劳与各种劳动强度、速度及持续时间有关。速度越快，强度越大，疲劳出现越早，持续时间也就越长。通常是先出现局部疲劳，比如长时间阅读就会导致眼睛酸胀，眼睑不适，视力下降和视力疲劳等症状。再比如走路或站立久了就会两腿酸软乏力。所以，这种局部疲劳的现象长期存在，就会导致出现全身疲劳。

亚健康的状态可谓是普遍存在，那么到底有哪些症状就意味着人们的身体已经进入亚健康了呢？对此，读者可进行以下测试，以便自查结果早日做出预防，以下的测试题目，依然需要根据近一年的体验和感觉回答。

1. 是否容易疲乏？　　　　　　　　　（1）是　（2）否
2. 是否容易气短心慌？　　　　　　　（1）是　（2）否
3. 是否容易头晕或站起时晕眩？　　　（1）是　（2）否

4. 是否比他人更容易感冒？　　　　　　　（1）是　（2）否

5. 是否喜欢安静、懒得说话？　　　　　　　（1）是　（2）否

6. 是否说话声音低弱无力？　　　　　　　　（1）是　（2）否

7. 是否因为动量稍大而容易出虚汗？　　　　（1）是　（2）否

从上面的测试题不难看出，如果选择"是"较多的话，就证明属于气虚体质的，而且可以发现，气虚体质的表现集中存在以上几种情形的人，有这样的特质，即说话无力，常出虚汗，容易呼吸短促，经常疲乏无力，而这正是气虚体质。气虚体质的人容易感冒，生病后抗病能力弱且难以痊愈，还易患内脏下垂比如胃下垂等。在性格方面，这类人一般是性格内向，情绪不稳定，比较胆小，不爱冒险。

通常情况下，高温、高湿、噪声、强光、昏暗、通风不良和空气污染等，容易引起疲劳。那么，中医理论是如何解释气虚和疲劳的关系呢？

中医认为，气是构成物质世界的最基本元素，宇宙中的一切事物都是由气的运动变化而产生。当然，人也不例外。所以《黄帝内经》也认为，气是构成人体的基本物质，并以气的运动变化来说明机体的各种生命现象。

这种理论影响了后代很多中医学者，其中明代著名医学家张景岳说："夫生化之道，以气为本，天地万物，莫不由之……人之有生，全赖此气。"宋代作品《圣济总录》也提出："万物壮老由气盛衰"的观点，认为"人之有是形也，因气而荣，因气而病。"

人们常说人活一口气，由此可见，气对于人体的生命活动是至关重要的，那么如果人体中的气不足自然会拖垮身体，形成气不够用的气虚病症，影响人们的生活工作。

按照中医理论的解释，造成气虚的原因，一方面是饮食失调，水谷精微不充，导致气的来源不足。另一方面，常是因为大病或久病，或年老体弱以及劳累过度等原因，导致脏腑机能衰竭，气的化生不足。具体

说来，还有如下几点原因：

1. 职业运动员长时间剧烈运动会伤气；

2. 长期用脑过度，劳伤心脾；

3. 长期节食，因体内营养摄入不足而形成气虚，这种症状常见于女性；

4. 经常服用清热解毒败火的中药或西药抗生素、消炎镇痛药、激素，亦是促发或加重气虚体质的原因；

5. 长期心情不畅、肝气郁结也容易促生气虚病症。

因为上述原因导致人体正气虚弱以后就会出现这样一系列的临床症状，正如《幼科准绳》所言："凡气虚之证，初发身热，手足厥冷，乍凉乍热，精神倦怠，面色苍白，饮食减少，四肢倦而卧睡安静。"即，气虚多表现为全身或某一脏腑机能衰退，而脾、肺两脏气虚的现象更为多见。临床主要见症是语声低微，疲倦乏力，自汗，舌淡，脉虚无力，活动劳累时诸症加剧等。

中医原理给出的养生原则和依据是这样的，以补脾健脾为根本，重点是培养成良好的生活习惯。因为从本质上来讲，气虚属于阴性虚性体质。所以气虚体质也是热量不够，即阳气虚，自然缺乏温煦，畏寒怕冷。不过，气虚症状最主要的反映是脏腑功能低下，也就是气虚体质的人其肺脾脏功能较常人要弱一些。

"正气存内，邪不可干"，正气不足，外邪更容易侵犯人体，所以人们对突然降温、大风、暑热等外邪的抵抗力就会降低，由此容易患感冒、过敏等病症。要知道，脾胃为气血生化之源，脾胃气虚，生化不足，则营养不良；气虚不能托举脏器，所以气虚者易出现内脏下垂的症状，此外，气虚者的疾病恢复能力也较弱，疾病易迁延不愈。

人们的心智感情发生的不当亦会影响身体。引起气虚体质的原因就有思虑过度。中医认为，脾属土，而过度伤心思虑便伤了脾；此外，肝属木，如果长期情绪低落，郁闷结节，也会伤害脾脏，因为木克土，肝气过盛就会影响脾脏功能，脾气自然就虚。所以，我们经常有这样的体会，那就是心情低落之后总是感觉懒得动，做事没有积极性，且有昏昏欲睡，做事走神的迹象，其实这都是身体心智疲乏的表现。

对于气虚体质的人来说，如果没有太过严重的症状就可以通过饮食运动和适当的药物来调养，重点是提高脾胃功能，以便培根固本，增强活力。

第一节　常见的补气固本食物

中医认为，气是由水谷之精气与吸入的自然界大气合并而成。气短、气少皆是气虚的表现，只是程度不同而已。而要治疗气虚不妨从饮食方面入手，所以，一要注意常吃能够补气的食物，二要适当服用药膳，同时注意食用方法。

能够有效补气的常见食物，比如牛肉、猪肚，接下来依然介绍几种食用牛肉等补气食物的做法，介绍其中的营养价值，以便读者明晓于心。

牛肉

牛肉即牛科动物黄牛或水牛的肉，根据科学测验发现，牛肉中所约的脂肪含量较少，所以非常适合血管硬化、冠心病、糖尿病人食用。

古人认为，常吃牛肉"补气功同黄芪"，且无病可强身。的确，这种说法没错。中医认为，牛肉性平，味甘，能够补中益气，健脾养胃，强筋健骨和消水肿，很适合由脾胃虚弱导致的泄泻、脱肛、消瘦、水肿，以及精血亏虚引起的筋骨酸软，四肢无力等。

既然对于气虚体质者来说，牛肉是难得的菜肴食材，编者便提供了几种营养美味兼具的牛肉做法。

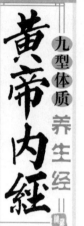
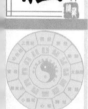

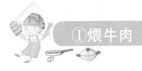

①煨牛肉

制作原料：牛肉500克，花椒、五香粉、大料各5克，桂皮10克，白糖50克，酱油150克，姜10克，葱5克流程。

制作流程：将牛肉切成3厘米的方块，以热油炸成杏黄色。葱切寸段，姜切片，花椒、大料用布包好。在锅内放置1000克清水，同时放入所有佐料，待水烧开后放入炸过的牛肉，再用文火炖约4小时，直到牛肉酥烂，汤近收干即可。

煨牛肉的做法，可以保证肉烂味香，易于被人体消化吸收，而且牛肉本身补气养人的价值依然存在。

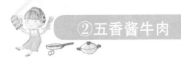

②五香酱牛肉

制作原料：牛腿肉2500克，酱油300克，盐150克，芹菜120克，白糖150克，大料、姜片、桂皮各30克，五香粉、食用红色素各适量。

制作流程：将盐撒在牛肉上，用力揉搓，再放小缸内腌1～2天，取出后以清水洗净，放入开水锅内烫几分钟，捞出后切成较大方块，入冷水锅内，加入酱油、白糖和捆成把的芹菜及布袋装的大料、桂皮、五香粉、姜片等，煮至滚开，撇去浮沫，放入红色素，调成玫瑰色，于微火上煮半小时，取出芹菜再煮2小时，至卤汁收干即成。

需要注意的一点是，在制作过程中，一定要记得时常翻动肉块，以便让其均匀受热至熟烂，也是方便入味，保证营养于与美味兼得。

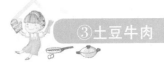

③土豆牛肉

制作原料：牛肉500克，土豆250克，姜10克，葱15克，桂皮3

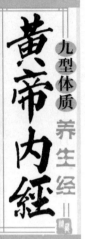

克，大料 2 克，食油适量，酱油 50 克，白糖 5 克，料酒 10 克，芫荽25 克。

制作流程：将牛肉洗净，放入锅里加冷水煮沸，捞出牛肉去掉浮沫，再将牛肉切成 3 厘米见方的块。把锅里的水倒掉，把锅洗净。再把土豆洗净擦干，切成块。锅置旺火上，倒入食油，待油冒烟时，将土豆下锅炸至金黄色随即捞出，将油倒出，锅里留 10 克油待用。最后下牛肉略炒，倒入 500 克开水，加入葱结、拍松的姜块、白糖、酱油、大料、桂皮、芫荽等佐料，烧开后以文火焖约 2.5 小时，再倒入土豆块，搅拌均匀即可起锅。

④葱辣牛肉丝

制作原料：牛肉，洋葱，蛋清，辣椒，酱油、葱，姜，盐，淀粉。

制作流程：牛肉洗净切丝，洋葱洗净切丝，辣椒切丝，用蛋清、淀粉做糊。将切好的牛肉放在糊中抓匀。把牛肉丝在油锅中氽一下取出。锅内放油，烧热后，将洋葱丝下锅略少，变软变黄取出。辣椒丝下锅炒至半熟取出。锅内放油，下葱、姜，炝锅后，将洋葱丝、辣椒丝、牛肉丝倒入，加酱油、盐，略炒即成。

⑤番茄牛肉

制作原料：牛肉 100 克，卷心菜 150 克，番茄 150 克，料酒、精盐适量，味精少许。

制作流程：番茄洗净后切成方块，牛肉洗净切成薄片，卷心菜洗净切成片。先将牛肉放在锅里，加水时以水量没过肉为准，用旺火烧开后，撇去浮沫，加料酒，炖至牛肉快要烂熟时，倒入番茄、卷心菜，炖至肉熟，加盐等佐料即成。

猪肚

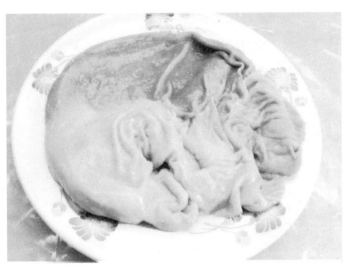

【图 8.1.1 猪肚】

猪肚即猪的胃。在中医看来，猪肚性温，味甘，能够健脾胃补虚损，尤其适用于虚劳羸瘦、小儿疳积、泄泻、消渴、胃虚隐痛等症。而能够以猪肚入料的菜肴，非常利于恢复元气，改善气虚体质。因此，编者将合适的菜肴整理如下：

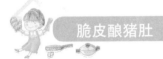
脆皮酿猪肚

制作原料：洗净猪肚 1 个，绿豆 75 克，糯米 150 克，猪肉粒 100克，冬菇粒 25 克，鸡蛋、生粉及调料适量。

制作流程：用开水将猪肚烫过刮去外衣。将糯米、绿豆洗净，浸20 分钟后捞起。将糯米、绿豆、冬菇粒、肉粒放在盛器中，加入少许盐和味精拌匀，再填置猪肚内，用针线缝合猪肚入馅处。至此，再将酿好的猪肚用盐水煮约 2 小时，待熟软后捞起。等到猪肚冷却后，用蛋液100 克、生粉 50 克，味精少许调成糊状，均匀涂在熟猪肚上，再拍上干生粉，最后把猪肚放在油锅中炸至金黄色，取出切厚片即成。

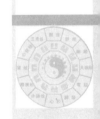

火腿

　　火腿是由猪腿腌制而成的食物。中医认为，火腿性温，味咸，其健脾开胃生津益气的功能很适用于虚劳怔忡、食欲不振、虚痢、久泻。

　　其实，关于火腿菜肴的制作方法很是简单，在此编者推荐一款与鸡肉搭配的火腿菜肴，即准备火腿 500 克，去毛及内脏的鸡 1 只洗净后，加姜、葱、花椒放入锅中共炖待熟后即可食用。

兔肉

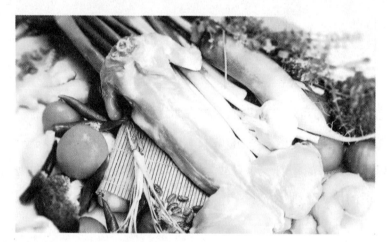

【图 8.1.2 兔肉】

　　因为蛋白质含量高且脂肪含量低，兔肉被誉为"荤中之素"，是肥胖及心血管病患者的"理想动物性食品"。

　　中医认为，兔肉性凉，味甘，有补中益气凉血解毒的功效，适用于吐血、便血及脾胃气虚所致的懒言、气短等症。食用兔肉，不仅可以获得较全面的营养，而且因其热量低，不会引起发胖和动脉硬化，对健美者及高血压、心血管病、糖尿病患者来说，是最为理想的食品之一。

　　因此，针对不同症状，编者总结出兔肉的不同制法，以供读者烹制。兔肉的烹调方法较多，嫩肉适于炒，熘，扒，蒸，煎等，较老的肉适于烧，烤，卤，焖等。不过仍须注意，病兔、死兔的肉千万不能食用。此外，兔肉性凉，凡中医认为脾胃阳虚者也不宜食用。

消渴症：用兔肉适量，加水煮烂，饮汁。

夜盲症：鲜兔肝1~3具，放入开水中煮熟，切片，蘸酱油食。

甲亢消瘦症：兔肉200克，淮山药50克，党参、枸杞子、黄芪各25克，大枣10牧，加水煮汤，随饮便可。

牛肚

中医认为，牛肚性平，味甘，有健脾养胃补益气血的功效，可用于病后虚赢，气血不足，消渴等症。

如果是有脾虚食少，乏力便溏的症状，可以用牛肚1个，薏苡仁120克，共同煮粥食用。而存在水泻不止症状的人则可以用牛肚1个，加蒜煮烂，食盐调味，米汤送服。

粳米

粳米是大米的一种。中医认为，粳米性味甘平，功能益气，能止烦止泻，补中，壮筋骨益肠胃。《粥记》这样记载到，每起食粥一大碗，空腹胃虚，谷气便作，所补不小，又极柔腻，与肠胃相得，最为饮食之妙诀。以大米作为食疗的中医古方很多，如白虎涵、桃花汤和竹叶石膏涵中，都有一味粳米。煮饭时所得的米汤，可治烂嘴角。

近年来，现代医学研究发现，大米还是理想的减肥健美食品。在欧美的一些国家，人们为了治疗文明病，纷纷停用西式膳食，改吃大米，获得了十分明显的减肥效果。

大米的药食作用非常广泛，比如婴儿吐奶，便可粳米炒焦磨碎，用水煎服。腹泻的话，可以将粳米炒焦磨粉，每服6~10克，每日服3次。感冒初起带来的不适也可以用生粳米75克，生石膏粉60克，清水

450 克，煮至米烂熟，滤液趁热饮下。小儿初生，三日后应开肠胃以助脾之气，碎米熬浓如乳酪，每日少量多次与小儿服。

在这里需要说一下米泔水，也就是淘米水，在中医看来淘米水可是一味中药。《本草纲目》说它"味甘，性寒，无毒"。自古以来，不少中药饮片就是用米泔水炒制的。因为它不仅可以去除药物的温燥性质，还能帮助用药者强健脾胃。

所以如果患有胃部胀痛，饭后打饱嗝，泛胃酸等消化不良毛病的人，就可以在饭后饮用一小杯煮开的米泔水。此外，用米泔水洗头、洗脸，不仅能有效去除油垢、皮屑，更有健肤润发的美容效果。

除了米泔水以外，还有一样东西与粳米有莫大关系，那就是锅巴。其实锅巴是煮米饭时锅底所结之物，经低温烘烤形成，略黄不焦，食之香脆，且能促进食欲，消食导滞，收敛止泻，也非常适合人们食用。

扁豆

中医认为，扁豆是健脾化湿养生之佳品，若能常食扁豆可以起到健脾胃化水湿，解酒毒补五脏，强健身体的显著作用，尤其针对于脾虚泻泄，赤白带下，妊娠呕逆等症，同时，也非常适合小儿与老年人食用。

通常看来，若是有急性肠胃炎，呕吐腹涨症状的话，可以将白痛豆末炒熟，每服 12 克，温水送下。若是妇女赤白带的话，可以将扁豆花焙燥研末，空腹以米汤送服，每日 2~3 次。

扁豆的营养价值和养生价值虽然很出色，不过在烹制过程中需要注意的是，扁豆应充分加热，熟后再食，因为扁豆中所含的生血球凝集素A 为一种毒性蛋白，充分加热后毒性才能消除。此外，扁豆不宜多食，否则容易导致气滞臌胀。

红薯

红薯亦称甘薯、白薯，含有大量糠类以及人体必须养的 5 种氨基酸。其中维生素远与维生素氏的含量分别为大生米的 7 倍和 4 倍，胡萝卜素含量也比谷类含量高。红薯属碱性食品，可与食物中产生的过多的酸性物质中和，从而保持人体酸碱平衡，促进健康。

红薯最大优点是能为人体提供大量的粘液蛋白质，这是一种胶质和粘多糖类物质，对人体消化系统、泌尿系统器宫黏膜皆有保护作用，对防止器官炎症、防止细胞癌变有特殊功效。另外，中医认为，红薯性味甘平，可以健脾胃补肝资，解毒消痈。《本草纲目》还有这样的功效记载，"补虚乏，益气力，健脾胃，强肾阴，功同薯蓣对于男子遗精，女子月经不调，小儿疳积等症有效。"

同样是针对不同的病症，读者朋友们可以有如下不同的做法：

患有便秘者可以用红薯叶 250 克，加油盐炒熟，1 次吃完，每日 2 次。针对小儿疳积、夜盲的患者，可以用新薯叶 90～120 克，用水煎服。肾虚者则可以用红薯 250 克，切丁煮烂，加面粉 100 克，制饼后食用。血痢症用红薯粉以蜜调服。

胡萝卜

胡萝卜的含糖量是高于一般蔬菜的，并伴有芳香甜味，所以是人们饭桌上的常备佳肴。

胡萝卜含有极丰富的胡萝卜素，且含较多的维生素，以及钙、磷等。因其含降血糖成分，所以常作为糠尿病患者的食疗食品，而且临床已取得一定疗效。胡萝卜还含有槲皮素、山奈酚等，能增加冠状动脉血流量，降低血脂，故又是高血压、动脉硬化、高血脂患者的良好食品。胡萝卜在西方被视为菜中上品，荷兰人将胡萝卜列为"国菜"之一。此外，科学家指出，日本人的长寿与常吃胡萝卜有关，美国科学家则认为，胡萝卜是防癌佳品。

中医学认为，胡萝卜性平，味甘，具有健脾化滞，明目补虚的功

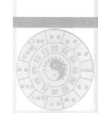

效。只要是脾虚食停，气滞不畅，欠病虚损的病症，老幼体虚者，都可以常食胡萝卜。只是在烹制的时候有一点值得注意，那就是因为胡萝卜素为脂溶性物质，凉拌生食不利于吸收，应当以油炒或与肉同煮最佳。

在食用方法上，如果患有夜盲证、角膜干燥症，可以将胡萝卜与猪肝同炒食用。若是百日咳，可以用胡萝卜120克，红枣12枚，以水3碗煎成1碗，分3次服下，连服10天。患有小儿腹泻的话可以把胡萝卜洗净切成丝，加水煮沸，过滤再煮沸后加适量糖即可食用。建议食时装入奶瓶，以平日奶量同量服用。有消化不良，肠胃积滞的症状可以用少量胡萝卜和适量粳米，调以香菜、食盐，煮粥食用。麻疹患者则可以用200克胡萝卜，100克芫荽，荸荠100克，煮浓汤食。

鲢鱼

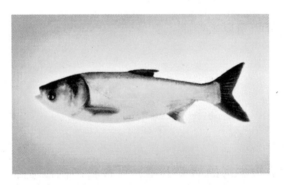

【图 8.1.3 鲢鱼】

中医认为，鲢鱼性温，味甘，有温中益气，润泽皮肤的功效，适用于体虚、皮肤粗糙无华、水肿诸症。

鲢鱼在食用的时候因为方法不同，所以功效也稍有不同。若是脾胃虚寒、食少腹痛，呕吐清水建议用鲢鱼1条，干姜6克切片，加少许盐蒸食。若是有气虚咳嗽的症状可以将鲢鱼切成块，加生姜、米醋各适量共煮食下。水肿的话可以用一条鲢鱼，30克赤小豆，煮食。

鲳鱼

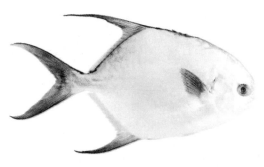

【图 8.1.4 鲳鱼】

鲳鱼营养价值丰富，《本草拾遗》称鲳鱼能令人"令人肥健，益气力"。中医认为，鲳鱼性平，味甘淡，有益气养血柔筋利骨的好作用，非常适用于体虚精弱，头晕眼花，筋骨疼痛，足软无力，心悸失眠等症。不过鲳鱼因胆固醇含量较高，故高血脂及冠心病患者不宜过食。

神疲乏力，心悸失眠的话可以用一条鲳鱼，党参、当归、熟地各 15 克，淮山药 30 克，先煎药，滤渣取药汁，再放入鱼共煮，熟后食肉喝汤。若是感觉食欲不振，可以将一条去鳞及内脏的鲳鱼，加调料煮食之。

比目鱼

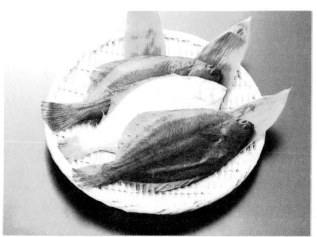

【图 8.1.5 比目鱼】

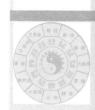

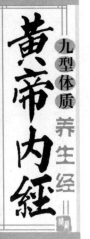

在中医看来，比目鱼性平，味甘，其补脾益胃，消炎解质毒的功效十分明显，适用于体虚力弱，脱力劳伤，泄泻下痢，痔疮下血等症。

在烹制的时候，如果想要止泻止痢，可以准备比目鱼1条，芡实30克，加佐料煮食。如果有脱力劳伤的症状则可以直接煮食比目鱼。

刀鱼

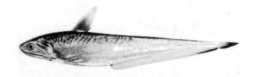

【图8.1.6刀鱼】

刀鱼又名凤尾鱼。刀鱼中所含的锌、硒能有效促进血中抗感染淋巴细胞的增加，提高人体对化疗的耐受力。

中医认为，刀鱼性平，味甘，功能则是补气血泻火解毒，很是适用于体虚乏力，食少腹胀，痈疽痔瘘等症。

在日常生活中，如果有痈疽痔瘘的现象，可以将刀鱼捣烂，加入适量冰片，外敷患处。若是有体虚无力的症状则可以将刀鱼肉、刀鱼子加调料煮食。

黄鱼

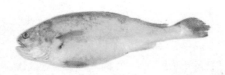

【图8.1.7黄鱼】

黄鱼又名黄花鱼。黄鱼的白脬，常被人们炒炼成胶，再焙黄如珠，称鱼鳔胶珠，具有大补真元调理气血的特效，对于治疗亏血过重，元气大虚的症候，效果显著。

中医认为，黄鱼性平，味甘，有开胃益气填精的功效，适用于脾虚食少，消化不良，腹泻下痢，虚烦不眠等症。

如果平时有体虚少食的症状，可以将一条黄鱼去鳞及内脏后，与大米煮粥常食。妇女产后如有食欲不振的现象可以将黄鱼加调味品共煮熟食用。黄鱼虽然功效甚多，不过也不可多食，以免发疮助热。

糯米

糯米又叫黏稻米、江米，它由黏性极强的淀粉构成，加热后可以产生较多可溶性的糊精和麦芽糖成分，米粒不透明，煮熟后肢结成团，有粘性，常被人们制成花式繁多、风味迥异的食品。

现代医学发现，糯米含有蛋白质、脂肪、碳水化合物和多种维生素，发热量高。据测定，每100克糯米产生的热量相当于150克小麦产生的热量，所以常吃糯米可增强体力及耐久力。

中医认为，糯米性味甘温，功能补中益气，主治脾胃虚寒，久泻食减，自汗不止等症。《本草纲目》则称："糯米性味甘平，实为温养胃气之妙品。"而民间普遍认为，糯米乃上等的补品，对妇女产后乳汁不足大有裨益，又因为它有保温御寒的功效，因此可用来防止儿童夜间遗尿及老年人夜间尿频。

糯米虽香软可口，但不宜多吃，因为糯米煮熟后性热黏滞，不易消化，特别是老人和小孩，吃多了，容易引起积食。肠胃病和哮喘病患者也不能多吃，以免加重病情。

在食用糯米的时候，针对肾虚遗精的症状，人们可以将糯米与芡实洗净后熬粥，常食有效。若是疲劳，浑身乏力的话，建议用糯米50克，黄酒1000毫升，鸡蛋两个，共放瓷盆中搅拌均匀，隔水蒸熟，一天分数次吃完，七天为一个疗程。有自汗不止症状的人可以将糯米与小麦麸同炒为末，每次服10克，每日服3次。遇到久泻食欲差的症状可以用糯米500克，淮山药50克，炒熟研末，每日早晨取半碗，加砂糖2匙、

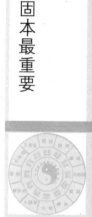

胡椒末少许，开水调服。而糖尿病口渴症患者如果用炒爆的糯米与桑根白皮各等份，加水煮取半碗，渴则饮，则能够有效缓解症状。虚劳不足的人可以把糯米入猪肚内蒸干，捣作丸子，日日服食。

鸡肉

鸡肉虽热是最常见的食物之一，却有着不少养生价值。鸡肉是老年人、心血管疾病患者较好的蛋白质食品。而体质虚弱，病后或产后人群也适宜食用鸡肉，尤以乌骨鸡为佳。

鸡肉有"食补之王"之称，为补气益精养生佳品。中医认为，鸡性温，味甘，其功能有补中益气，补精添髓，很适用有气血亏虚之头昏眼花，产后缺乳，崩漏带下，便溏虚肿，耳鸣重听，以及诸虚百损症状的人们。

在食用鸡肉的时候，如果有咳嗽症状的人，可以直接将一只净鸡和适量食醋煮食。体弱虚劳者可以用鸡肉250克，冬虫夏草9克，共煮熟后食用。发生猝然心痛的人可以用白鸡1只，水3升，煮余2升。去鸡再煎剩1/3，入醋等量，珍珠粉3克，煎剩至1/2量，纳入绿豆大的麝香2小粒，炖服。产后虚赢者可用黄雌鸡1只，入生百合3枚与白粳米600克，缝合入五味汁中煮熟。然后，开腹取出百合并米饭，和汁做羹食之，并吃肉。

鸡肉虽是百姓餐桌上的常见佳肴，却也适量食用，因为多食鸡肉易生热动风，导致营养过剩，血压增高，患高血脂症，所以不宜过量进补。

鸡蛋

与鸡肉相关的一样高营养食物鸡蛋也是人们当前常摄入的食物。蛋清中的蛋白质为卵白蛋白和卵球蛋白，蛋黄中的蛋白质为卵黄磷蛋白，都是优质蛋白质。鸡蛋中的脂肪主要存在于蛋黄中，呈乳融状，易于消化吸收。蛋黄中的脂肪体为卵磷脂和胆固醇。磷脂是人体细胞的重要成分，对生长发育和神经活动都有良好的影响。

蛋白中也含有钙、磷、铁，但含量不及蛋黄，鸡蛋中缺乏糖类和维生素C，钙也不如牛奶多。含铁虽然多，但吸收率不如大豆和动物肝脏中的铁，不过，仍能维持婴幼儿较好地生长发育。

中医认为鸡蛋性平，味甘，功能有滋阴润燥，养血安胎，适用于热病烦调，燥咳声哑，目赤咽痛，胎动不安，产后口渴等。食用鸡蛋几乎没有太多忌讳，婴幼儿、青少年、中老年人都可以食用鸡蛋。此外，通常婴儿生后三个月就可以吃煮熟的蛋黄，四个月可吃蒸的嫩蛋羹。而且对于病人来说，鸡蛋是很重要的营养食品，一般慢性疾病或疾病恢复期、术后的人都可吃鸡蛋，但急性炎或肾功能不全的病人则需要限制蛋白质的摄入量。

如果有咽痛症状，可以拿两个鸡蛋，白糖15克，香油数滴。将鸡蛋打碎去壳后与白糖香油搅匀，空腹服食。产后血闭不下之症也可以用鸡蛋调养，此时可以将鸡蛋打开取白，加醋搅匀吞服。胎动下血的现象可以将鸡蛋打散，与粥搅熟进食。若是小儿惊痫的话，可以将熟鸡蛋黄和乳汁拌匀，按小儿大小酌量服用。患有脑血栓、高血压病、动脉硬化病症的人可以将鸡蛋放入米醋浸泡48小时后，蛋壳软化，搅拌均匀，早晨空腹温开水或蜂蜜调食一匙食用。

在此提醒读者一点，鸡蛋不宜生吃。生吃鸡蛋不仅不能让蛋白质很好地被消化吸收，其中的抗生物素还能使生物素失去活性，从而影响人体对生物素的吸收利用。更重要的是，生鸡蛋还有致病菌，如沙门氏菌等，只有煮熟，细菌才能被消灭。

鹅肉

鹅肉不宜过量食用，否则不易消化，尤其是有湿热内蕴者勿食，不

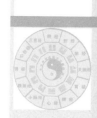

过鹅肉的营养价值不容小觑。关于鹅肉，李时珍曾说"气、味俱厚，发风发疮莫此为甚，火重者尤毒"。

中医认为，鹅肉性平，味甘，功能益气。可用于消渴，虚羸及食少，乏力等症。在食用鹅肉的时候，尤其是患有慢性肾炎的人可以将250克八成熟时的鹅肉切好加入冬瓜块500克，同精盐、味精调味食用。

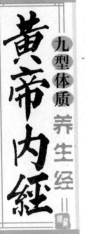

第二节　常见的补气固本中药

对于气虚症状相对严重的人来说，仅想食用药膳饮食来快速调理身体是不太可能的，只有通过中医中药的辩证调节，才能及时快速有效地出来效果，唯有饮食加药物两者相互配合才能有事半功倍的结果。

气虚当补气。前面说到的以饮食补气养生为主。那么，药物补气方法又有哪些呢？首先，编者根据相关权威资料给读者介绍几款常用的补气中药。

人参

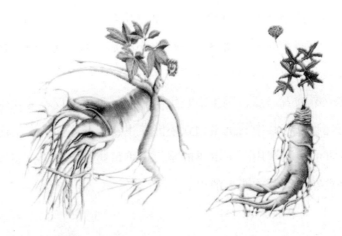

【图 8.2.1 人参】

其中野生人参名为野山参，人工栽培则称为园参。本品为五加科草本植物人参的干燥根，以根体肥大，质硬而脆，表皮完整者为佳。使用时，可用人参一味煎汤，曰独参汤，具有益气固脱的功效。年老体弱者若能常服此汤，可强健身体。

中医认为，人参性温，味甘，苦，功能有大补元气，补脾益肺，宁神益智，生津止渴，是补益强壮养生佳品，常食人参能补五脏，益气血，补虚弱，安精神，耐疲劳，生津液，明目视，增智力，壮元阳，抗衰老。

黄芪

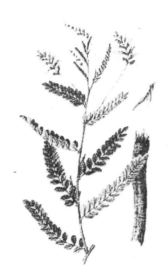

【图 8.2.2 黄芪】

黄芪，味甘性微温，是一味重要的补气药，全身之气皆能补益，所以气虚诸证也能使用。

现代医学研究表明，黄芪确有强心、保肝、兴奋中枢神经系统等多方面的强壮作用。大剂量的黄芪有降压、利尿、增加血浆蛋白、降低尿蛋白等作用。所以患有高血压、肾病，阳气衰弱者，若能服用黄芪就能收到良好治疗收效。此外，黄芪尚有益气安胎功效，常用于妇科保健。如黄芪补气汤（黄芪、当归各 30 克、肉桂 15 克）功能温补气血，可用于妊娠气血虚寒，畏寒腹痛而易坠胎之症。

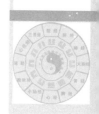

西洋参

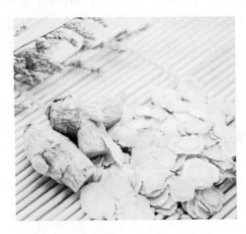

【图 8.2.3 西洋参】

西洋参味甘，微苦，性凉。有补气养阴，清火生津的功效，是清补体保健佳品。对于那些用人参而不耐人参之温的人，可以考虑服用西洋参，如此一来，可增强养阴功能，可供激烈活动后疲劳乏力，口干而渴，出大汗者服用，乃体育运动保健之佳品。

西洋参若与灵芝同用，有健脑的疗效，久服令人益智不忘，并有预防脑中风功能。此外，将 1～3 克的西洋参，以水煎，代茶饮，可促进嗓音保健。

茯苓

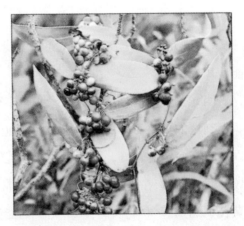

【图 8.2.4 茯苓】

茯苓为多孔菌科植物。茯苓的干燥菌核，内含茯苓多糖、三萜类化合物、茯苓酸、乙酰茯苓酸、麦角甾醇、胆碱等。茯苓能改善神经、消化、呼吸功能，且能降血脂，抗肿瘤，在治疗神经衰弱、失眠以及消化不良，脾虚泻泄等方面有显著功效。

《神农本草经》记载，称久服茯苓可安魂养神，不饥延年。唐代药王孙思邈则说："茯苓久服，百日百病除"。中医认为，茯苓性平，味甘淡，有利水渗湿，健脾补中，宁心安神的功能，适合用来治疗小便不利，水肿胀满，食少便溏，痰饮咳逆，心悸失眠等症，但阴虚津液枯乏者不宜用。

党参

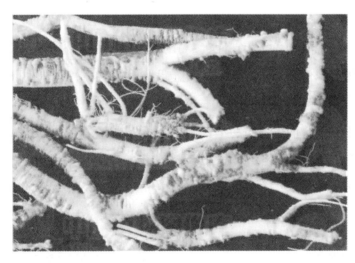

【图8.2.5 党参】

党参味甘，性平，功能补中益气，养血生津，久服能使人长寿。自古以来，补益增寿医方，经常用到此药。研究发现，党参有强壮作用，可以增强身体抵抗力，促进红血球增加，白血球减少，能使周围血管扩张，降低血压。

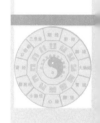

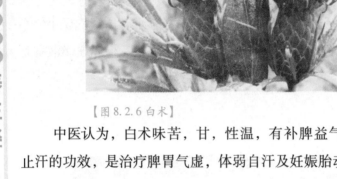

【图8.2.6 白术】

中医认为，白术味苦，甘，性温，有补脾益气，燥湿利水，固表止汗的功效，是治疗脾胃气虚，体弱自汗及妊娠胎动不安的常用药。

现代医学研究和临床则证实，白术有促进胃肠分泌的作用，有明显而持久的利尿作用，同时还可降低血糖，保护肝脏，有防止肝糖原减少的作用，并有强壮功能。

若妇女脾肾两虚，胎动不安，胎元不固，或易滑胎的情况，可用人参、炒白术、熟地黄各30克，炒杜仲9克，枸杞子6克，炙甘草3克，以水煎服。

若妇女妊娠后胎热所致胎动不安，恶心呕吐，用炒白术、黄芩、续断、苏梗各15克，竹茹10克，以水煎服。

山药

中医认为，山药味甘性平，有补气养阴，性质和平的功能，且药食兼得，是人们常用的保健良药。《神农本草经》称其可"补益气力，长肌肉，久服耳目聪明，轻身不饥延年。"

因此，若妇女有因脾虚引起的白带多症状的话，可用炒山药、炒扁豆、芡实等份，水煎，取浓汁代茶饮。若是妇女有习惯性流产，先兆流产之症的话，可用生山药 150 克与糯米适量煮粥，加杜仲、川续断、苎麻根各 25 克用布包好与粥同煮，待粥熟后去药服食，每日 1 剂。若妇女因气虚导致子宫脱垂，脱肛，可用炒山药 100 克，黄芪 50 克，以水煎服。若妇女有经闭，食少，消瘦等表现的话，也可用生山药 150 克，鸡内金 45 克，共研细末，每日服用 2 次，用温开水或糯米酒送服。

灵芝草

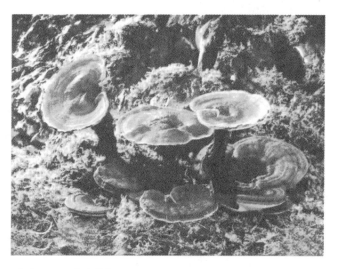

【图 8.2.7 灵芝草】

中医认为，灵芝草既能补肺气，又可补肾气，因此很适合用来治疗因肺肾两虚导致的咳嗽、气喘、虚劳等症。如灵芝糖浆可治疗咳嗽、气喘。

灵芝若与人参配伍，可治疗由各种慢性疾患引起的面色枯黄，短气懒言，体倦乏力，两足痿弱等症。若长期服用，则可预防和治疗常见的冠心病、慢性气管炎、支气管哮喘、高血脂症等病，以及各种原因引起的白细胞减少，从而起到延年益寿的效果。

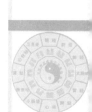

甘草

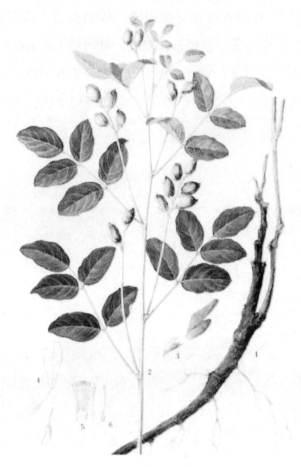

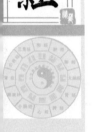

【图8.2.8甘草】

　　中医认为，甘草味甘性平，医药功能为和中，缓急，止痛，祛痰止咳，解毒调和诸药，克用来治疗脘腹挛痛、心悸、癫病、疮疡肿毒、咽喉肿痛、药物及食药中毒等症。

　　用蜜炙过的甘草称为炙甘草，有补中益气的功能。生甘草适合用来清热解毒。生甘草梢能治尿道疼痛，适用于治疗淋病。生甘草去皮称为粉甘草，用此可清内热，泻心火。另外，需要谨记的是，甘草反大戟、甘遂、芫花、海藻。

五味子

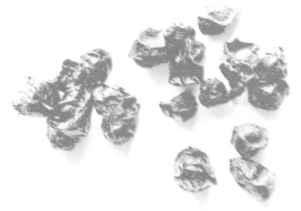

【图 8.2.9 五味子】

中医认为，五味子性温，五味俱全，但以酸咸为主，有敛肺滋肾，生津敛汗，涩精止遗，宁心安神的功效。五味子有良好的补虚健身作用，常服可使人增强体力，且单用即有效。

药理研究发现，服用五味子可加强神经系统的兴奋和抑制过程，促进二者平衡，有益于神经衰弱的恢复，还能改善人的智力活动，提高工作效率．更能增强体力，增强机体对非特异性刺激的防御能力，从这点来看，五味子有与人参相似的作用。

大枣

大枣是保健良药，所以人们一向视大枣为补气佳品。中医认为，大枣可以滋养血脉、强健脾胃，对于慢性病气血亏损，或病后体虚者，有很好的康复保健之效。《本草纲目》也记载其功效，"大枣气味甘，平，安中，养脾气，平胃气，通九窍，助十二经，补少气、少津液、身中不足、大惊、四肢重。和百药。久服轻身延年"。

常言道，一日食三枣，终生不显老。在食用大枣的时候，既可单味服食，也可煮熟熬膏，加白糖服用。古代医学家张仲景在其名著《伤寒论》113 例经方中就有 63 例用了大枣。

第三节　常见的补气固本药膳

　　下面的养生药膳多是出自医书或是经验总结，其中包含了权威的中医原理，不过病症体质终有不同，因此，读者需要辩证看待，选择其中可行的好方法，遇到存有疑问的则最好是与专业人员沟通后选用。以下的药膳依然是按照原材料和制作工艺两个步骤安排。

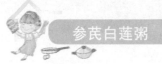

　　制作原料：人参 6 克，大枣 15 枚，黄芪 30 克，白莲子去心 60 克，粳米 60 克。

　　制作流程：先将锅内加清水 1000 毫升，放入人参、黄芪以文火煮取 201 毫升后去渣。大枣去核，与莲子、粳米共煮为粥。每日 1 剂，连续 1 周。

　　参芪白莲粥的做法不难，有健脾益气的作用，对气虚引起的疲倦乏力，精力体力下降有显著的效果。

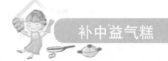

　　制作原料：鸡蛋 10 个，党参、黄芪、红枣各 20 克，白术 9 克，陈皮 9 克，柴胡 5 克，升麻 5 克，当归 9 克，炙草 6 克，生姜 15 克，白糖 600 克，苏打 2 克。

　　制作流程：将党参、黄芪、当归、陈皮、白术、柴胡、生姜、升麻、炙草、红枣去灰渣、加工烘干研成细末。另外，将鸡蛋打破放入盆内，搅拌成泡后，加入白糖继续搅打，以便使蛋浆与白糖溶为一体，然后加入面粉与中药粉末，加苏打继续搅打，最终合为一体。在蒸笼上垫一层细草纸，将蛋浆倒在上面摊平，约蒸 10 分钟，取出翻于案板上，用刀切成条形方块即可。

顾名思义，补中益气糕的功能主要是补中益气，非常适合因为气虚引起的全身倦怠无力，气短声低懒言之症，而且口感不俗，作为平时点心食用亦可。

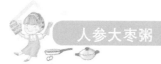

人参大枣粥

制作原料：人参 6 克，大枣 15 枚，米 30 克。

制作流程：枣去核后与另两味同煮成粥，每日一剂，连用数日。

人参大枣粥也是一款补中益气的好食品，对于脾胃虚弱，尤宜是气虚月经先期，量多色淡质稀，神疲乏力的症状非常合适。

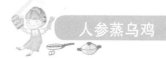

人参蒸乌鸡

制作原料：人参 10 克，净乌鸡 1 只，精盐少许。

制作流程：人参浸软切片后装入鸡腹，放入砂锅，加盐炖煮至鸡烂熟，即可食肉饮汤。

人参蒸乌鸡，是两种优质食材的搭配，功能是益气摄血，适用于气虚诸症，尤宜是气虚月经先期，量多色淡质稀等症。

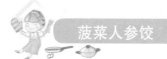

菠菜人参饺

制作原料：面粉 3000 克，猪肉 500 克，菠菜 750 克，人参粉 5 克。姜、胡椒面、葱、香油、酱油、盐各适量。

制作流程：把菠菜去茎留叶洗净，用少许盐搅拌腌制 5 分钟，然后用纱布包好挤出水备用。经过细筛的人参粉也留着备用。将猪肉剁成肉末，加盐、香油、酱油、姜末拌匀，稍微加水，放入葱末、人参粉拌成馅。和面时用挤出的菠菜水和清水揉匀，醒面 20 分钟后，按常法包饺子，煮熟后食用。

　　饺子可谓是大家最常见最喜爱的吃食之一，口感因馅不同而有差异表现，而菠菜人参饺则有补气安神的功效，可以治疗气虚神衰，四肢倦怠，心慌心跳等症。

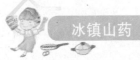
冰镇山药

　　制作原料：山药 300 克，红糖 50 克。

　　制作流程：将山药切成块，锅内加水开火，将山药块倒入锅内，待煮熟捞出，放入凉水浸透。红糖溶化加清水烧开，过滤晾凉，放入冰箱冷冻后取出，把山药块控干放入碗中，放入冷红糖汁即可。

　　冰镇山药是一款容易尝试的食物，因为放入冰箱冷冻，所以它沁心脾，益脾气的功能更加显著。

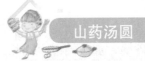
山药汤圆

　　制作原料：生山药 100 克，白糖 300 克，糯米 600 克，熟鸡油 50 克，芝麻粉 50 克，炒核桃肉 30 克。

　　制作流程：将生山药洗净后放入笼中蒸熟，剥去外皮。把芝麻炒酥磨成粉状，炒核桃肉压成末。将熟鸡油、芝麻粉、核桃肉、白糖和山药泥揉匀成馅料。糯米淘洗干净与水混合磨成米浆，放入布袋沥干水作为汤圆外皮，放入馅料包成汤圆。然后将汤圆放入开水煮熟即可。

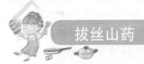
拔丝山药

　　制作原料：山药 500 克，清水 15 克，白糖 60 克，香油 15 克。

　　制作流程：将山药刮皮洗净切成滚刀块。植物油烧至五成热，把山药放入油内炸成金黄色捞出，控净余油。用清水将白糖化开，用慢火将白糖烧得由稠变稀，呈现拔丝状态时，倒入山药，使糖汁完全包裹住山药，倒在抹香油的盘子内即可。

拔丝山药的功效也是益气健脾。如果有脉细无力，舌淡气短，浑身无力的症状，不妨尝试做一下这道菜。

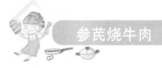

参芪烧牛肉

制作原料：黄牛 500 克，生黄芪 30 克，党参 30 克，浮小麦 30 克，生姜 15 克，红枣 10 个，葱、精盐、绍酒、味精、花椒、酱油适量，鸡骨或猪骨几块。

制作流程：将牛肉洗净放入沸水中余约 3 分钟捞起，按肉纹横切成条。将黄芪、党参、白术、浮小麦淘洗，去灰渣。把黄芪、党参、白术切成片，放入纱布袋中封口。红枣、姜、葱等洗净备用。砂锅置火上，加适量清水，锅底垫上几块鸡骨或猪骨，再将牛肉放入煮沸，加进封好口的中药纱包及姜、葱、大枣、绍酒，继续煮半小时，然后用小火慢炖两小时，待牛肉熟透后加入精盐、味精即成每日酌量佐餐加以食用。

这款药膳的功能在于益气补肺。非常适合老年虚劳肺气虚的人群食用。具体临床症状有，气短自汗，时寒时热，易感冒，面色萎白，舌淡，脉软弱。

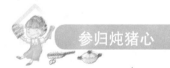

参归炖猪心

制作原料：党参 50 克，当归 10 克，猪心 1 具，味精、食盐适量。

制作流程：将猪心去油脂，洗净。将党参与当归的归头或归身，同猪心一起放入砂锅内，加入适量清水，用文火炖至猪心软烂即成。食用时可加少许味精、食盐。

这款药膳的功效主要是补心血，益心气，适用于有心悸怔忡，心烦健忘，失眠多梦，面色不华，舌淡表现，心功能虚弱，尤其是心血虚所

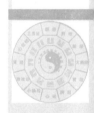

致之虚劳。

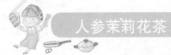

制作原料：东北五年老参，黄芪，茉莉花，绿茶。

制作流程：水煎，不拘时，茶饮方式饮用。

人参茉莉花茶能够有效地补气虚，对于有气短乏力，病后亏虚，倦怠神疲，自汗不已，饮食不香，心悸口干等症有很好的效果。

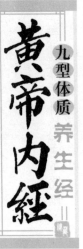

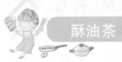

制作原料：酥油（即奶油）150 克，牛奶 1 杯，砖茶，精盐适量。

制作流程：先把 100 克酥油、约 5 克盐及牛奶倒入茶桶内，再倒入约 2000 毫升熬好的茶水，用搅拌器上下抽打 5 分钟，再放入 50 克酥油，再抽打 2 分钟后，倒进茶壶内加热 1 分钟（不可煮沸，否则茶油分离会不好喝），代茶饮。饮用时，轻轻摇匀，使水、乳、茶、油充分交融。

依然是一款茶饮食品，酥油茶因为能够增加食欲，强健身体，加快康复，很是适合病后或体弱者，此外老人常饮，可增加体力，产妇多饮可增乳汁，补身体。

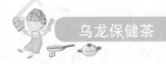

制作原料：乌龙茶 4 克，冬瓜皮 24 克，槐角 24 克，首乌 40 克，山楂肉 20 克。

制作流程：乌龙茶置器内，余药用清水煮沸，取汁冲泡，代茶饮。

乌龙茶也算是人们很熟悉的一款食品，再加入其他补气药物，能很好地防病保健，常服更可健身延年。

第四节　常见的补气固本药方

俗话说，人活一口气。气在人体中的重要程度。要想培本固原，增强人体正气的话可以选择相应的重要药方，通过服用中药的方式来实现。现在，编者总结出一些古代医书记载的药方，以便读者进行补气固本的调理。

（1）方名千金延寿丹，此方出自《医学正传》，原文曰："本方治诸虚百损，情弱欲成痨瘵及大病后虚损不复，凡人中年后常服，可以却疾延年。"

此方需要的药材如下：五味子、菟丝子（煮烂，另研）、川当归（酒浸）、川牛膝、杜仲（姜汁拌炒）、山药、天门冬（去心）、麦门冬（去心）、生地黄、熟地黄各 50 克，肉苁蓉 100 克，人参、白茯苓、大茴香、泽泻、地骨皮、鹿茸、菖蒲（九节者）、花椒（炒巴戟（去心）、远志（去心）、覆盆子、枸杞子、柏子仁各 25 克。

共磨为细末，勿用铁器，蒸捣，炼蜜为丸，如梧桐子大，每服 100 丸，空心汤酒或姜盐汤下。如大便溏，小便不利加车前子 100 克。如精滑或梦遗，加赤石脂、山茱萸肉各 25 克。忌萝卜菜。

（2）天门冬 2 克，桂心（去粗皮），干地黄 1.5 克，茯苓（去皮）各 50 克，菖蒲、五味子、远志（去心）、石韦各 150 克。

以上八味为细末。酒或汤调服 5 克，饭后服。服用 30 日的话精神倍佳，服用六十日则气力强意志足。本方出自《泰定养生主论》，其中如是说，凡少壮素禀虚弱，或劳伤早衰，多忘，服之妙。

（3）黄芪（锉炒）、怀香子（炒）、天南星（炮）、地龙（去土骨碎补炒）、防风（去叉）、狗脊（去毛）、赤小豆（拣）、白蒺藜（炒）、乌药（去末）、白附子（炮）、附子（炮去皮脐）、萆薢各 50 克，牛膝

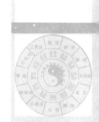

（酒浸切焙）9克，木鳖子（去壳）1克。

本方共为细末，酒煮面糊和丸，如梧桐子大。每日服用20丸，空腹盐汤或茶酒服下。本方出自《奇效良方》。原方曰："本方治风气，补元阳，活血脉，壮筋骨，润肌肤，聪耳目，延寿，驻颜，久服则身轻，男子元气虚惫，脚手疼痛等症，皆可服之。"

（4）石菖蒲（九节者佳）75克，柏子仁、杜仲（去粗皮，炙锉）、百部、山萸、甘草（炙锉）、贝母（去心）、五味子（炒）、丹参各50克，人参（蒸）、白茯苓（去黑皮）、防风（去叉）、茯神（去水）各50克，远志（去心）25克，生干地黄（焙）100克，麦门冬（去心焙）100克。

本方出自《圣济总录》。原文曰："主平补诸虚，久服轻身延年，活血益气，润泽肌肤。"本方共为末，炼蜜和丸，如弹子大，可每日服1次。空腹食前熟水嚼下，日进3丸。

（5）白术4.5克，麦门冬（去心）3克。

将上述几种药材同煎作汤，夏天代茶饮。本方益气补脾，很适合脾气虚弱所致的时常倦怠，大便泻泄，食少懒言等症。

（6）准备适量的南竹茎叶或柿叶、粳米。将南竹茎叶或柿叶捣碎，渍汁浸粳米，九浸九蒸九曝，装入袋中备用。用此米做饭食，每日食用2～3次。

本方的功效主要是益颜色，坚筋骨。适用于未老先衰，面色衰败，行走无力，须发早白等症。

（7）山茱萸（酒浸，取肉）500克，破故纸（酒浸1日，培干）250克，当归200克，麝香3克。

本方出自《扶寿精方》。原文如是说，本方益元阳，补元气，固元精，壮元神，此延年续嗣之至药也。上为细末，炼蜜为丸，梧桐子大，每日服用8丸，临卧休息前酒盐汤服下。

附　录

《黄帝内经》关于体质的讨论

　　相信大家对体质这个词不会不陌生，从专业的角度来看它是说在生命过程中，在先后天基础上所表现出来的形态、生理、结构、病理乃至心理的综合而又稳定的特征。

　　通俗认为的话，体质就是指先天人体禀赋和后天各种影响因素共同作用后，在人们生长发育和衰老过程中，使之形成的形态、生理和心理机能上相对稳定的特征。而这种特征往往决定着机体对某些致病因素的易感性和病变过程的倾向性。

　　正是因为每个人的体质特征存在不同，所以才有了体质养生的学说。体质养生，是在中医相关理论指导下，根据人们不同的体质，采用对应的合适的养生方法和措施，来纠正体质之偏，达到防病健康延年的目的。

　　可以说，《黄帝内经》从体质分类、个体差异、体质的可变性三个方面对体质与生理的关系进行了论述，并指出人们在生长发育的过程中，可以呈现出胖瘦、刚柔、高低、强弱、阴阳等机能与形态上的差异。在体质与病因、病理的关系上，《黄帝内经》则认为体质不同的人对不同致病因子的易感性和耐受性也不同，甚至在受邪之后，因体质不同，人们所呈现的病症更是"为病各异"。因此，养生之道势必需要根据不同体质，采取相应的养生康复方法和措施。

以下节选了《黄帝内经》中关于体质学说的部分内容，并做了相应的解读，以供读者参考。

《灵枢·通天篇》 之阴阳五态人

太阴之人，多阴而无阳，其阴血浊，其卫气涩，阴阳不和，缓筋而厚皮，不之疾泻，不能移之少阴之人，多阴少阳。小胃而大肠，六腑不调，其阳明脉小，而太阳脉大，必审调之，其血易脱，其气易败也。太阳之人，多阳而少阴，必谨调之，无脱其阴，而泻其阳。阳重脱者易狂，阴阳皆脱者，暴死，不知人也。少阳之人，多阳少阴，经小而络大。气血在中而气外，实阴而虚阳。独泻其络脉，则强气脱而疾，中气不足，病不起也。阴阳和平之人，其阴阳之气和，血脉调，谨诊其阴阳，视其邪正，安容仪，审有余不足，盛则泻之，虚则补之，不盛不虚，以经取之，此所以调阴阳别五态之人者也。

这段节选的文字所提出的体质分类，主要是根据人体的阴阳多少及体态、性格特征进行分类的。人们体内的阴阳能量有盛阴、多阳少阴、多阴少阳、盛阳、阴阳平等之分，据此可将人们的体质分为太阴、太阳、少阴、少阳、阴阳和平五种。而且除了阴阳平和以外，其他情况皆是不佳体质，经常阴阳偏颇更是病态体质，而唯有长期保持阴阳相对平衡才是正常的健康体质。

阴阳和平之体质，即形体壮实，气血流畅，脏腑协调的体质，这类人不易生病，抵抗力强，生机旺盛，一般不需要再做药物调理，只需继续进行合理化的生活方式，坚持适度体育活动，就能保持健壮形体。

太阳之人的体质，类似于阳热质，所以需要经常食用药物来清其过盛之热，补其耗伤之阴，这类人的养生之道是重视体育锻炼，以使阳气生发，在饮食方面则需要忌食辛辣燥烈的食物。

太阴人的体质，类似于阴寒质、痰湿质、阳虚质、血瘀质等体质。

若为阴寒体质，应该散寒温阳，用温热助阳之品来调养，尤其在寒冬，更要多服些如桂附理中丸、桂附地黄丸等药品。若是阳虚体质，则应该温阳补虚，平时调补时可服用金匮肾气丸。除了药物调养之外，这类人还需要重视体育锻炼，因为动则生阳；在饮食疗法方面，可以多食用一些壮阳之品，如羊肉、狗肉等。若是痰湿体质，适合服用温药调补，此外还需要体育、饮食、减肥等措施与之相结合，长期坚持才能收到良好效果并得到巩固。若是血瘀体质的话，就需要进行活血祛瘀和补气行气的治疗了，其养生原则是畅通气血，勿使滞塞。

少阴体质的人，其症类似于气虚质、血虚质，若是气虚体质，可以经常服用补气药品，如金匮薯蓣丸；若是血虚体质，则需要常服用补血的药品。

少阳之人的体质，类似于阴虚质、肝阳质，这类人在养生时需切忌只清热而不滋阴。如果是阴虚体质，则可以长期服用首乌延寿丹。如果是肝阳体质的话，应该注意平肝潜阳，平时可以服用杞菊地黄丸等养阴潜阳平肝的药品，以防阳亢生风。

《灵枢·阴阳二十五人篇》 之阴阳二十五人

木形之人比于上角，似于苍帝气其为人，苍色、小头、长面、大肩背、直身、小手足，好有才，劳心少力，多忧劳于事。能春夏不能秋冬，感而病生，足厥阴陀陀然。太角之人，比于左足少阳，少阳之上遗遗然。左角之人，比于右足少阳，少阳之下随随然。钛角之人，比于右足少阳，少阳之上推推然。判角之人，比于左足少阳，少阳之下栝栝然。

这段内容是木型体质之人的描述，原文以自然界树木的色泽、形态、特性及荣枯变化进行比拟，可谓鲜活易懂。在此基础上，《黄帝内经》又依据秉承木气之偏盛，气血之多少，所属经脉的阴阳属性，上下左右又统分出五类木型体质的人，相当于现代的抑郁型或抑郁体质。这种抑制体质的人性格较内向，内心常是苦闷，神情则处于抑郁状态。这类人若是寻找养生之法的话，就要注意培养开朗豁达的思想和性格，比如主动寻求快乐，常听一些轻快、欢乐的歌曲，去一些放松的娱乐场所，可以多出门走走，如旅游，以此打开紧闭的心门，开阔心胸，最重要的是要多与人们交流聊天，诸如此些方法都可以尝试以改善不良体质。

火形之人，比于上徵，似于赤帝，其为人，赤色，广䏖，锐面小头，好肩背髀腹，小手足，行安地，疾心气行摇肩气背肉满，有气，轻财，少信，多虑，见事明，好颜，急心，不寿暴死。能春夏不能秋冬，秋冬感而病生，手少阴核核然。质徵之人比于左手太阳，太阳之上肌肌然。少徵之人，比于右手太阳，太阳之滔滔然。右徵之人，比于右手太阳，太阳之上鲛鲛然质判之人，比于左手太阳，太阳之下，支支颐颐然。

由以上内容可知，火型也就是兴奋型或急躁体质的人，这类人的典型性格特征就是易发怒，脾气暴躁，精神则时常处于紧张状态。根据思胜怒的原则，这类人要想获得良好的养生效果的话，就绪将精力放在积极思考，少争胜负、少争名逐利上，尤其要锻炼形成稳重的性格，遇事三思而行；在文化娱乐方面，也可以尝试一些慢节奏的活动，以此休养心境；饮食方面，火刑人一定要远离烟酒、少用辛辣厚味等助阳之物，相反，可以多用清淡、滋阴之品。

土形之人，比于上宫似于上古黄帝，其为人，黄色，圆面，大头，美肩背，大腹，美股胫，小手足，多肉，上下相称，行安地，举足浮气安心，好利人，不喜权势，善附人也。能秋冬不能春夏，春夏感而病生，足大阴敦敦然大宫之人，比于左足阳明，阳明之上婉婉然。加宫之人，比于左足阳明，阳明之下坎坎然少宫之人，比于右足阳明，阳明之上枢枢然左宫之人，比于右足阳明。阳明之下兀兀然。

由此可知，土型人也就是灵活型的人。他们性格开朗，多智少愁，尤擅交际，可随机应变，但通常是过分喜爱活动，可谓是坐不安身。土型人的养生之道，重在"静神"，也就是将多动不安分的性格磨一磨，摒弃侥幸心理，多做具体工作，坚持实干精神。因此，可时常才参加钓鱼、绘画、下棋等可以静神的活动，一边能悠闲少思。在饮食上，土型人应该以清淡为主，此外，适当进行体育锻炼也很比必要。

金形之人，比于上商，似于白帝，其为人，方面，白色。小头，小肩背，小腹，小手足，如骨发踵外，骨轻气身清廉急心，静悍气善为吏气能秋冬不能春夏，春夏感而病生，手太阴敦敦然。钛商之人，比于左手阳明，阳明之上廉廉然。右商之人，比于左手阳明，阳明之下脱脱然左商之人，比于右手阳明，阳明之上监监然。少商之人，比于右手阳明，阳明之下严严然。

金型之人就是所谓的安定型。因此可知，这类人的性格平静，神情安稳，在为人做事上则表现得求稳妥，少开拓，淡名利，寡言语，就像《黄帝内经》中所说的他们是"身清廉"、"静悍"、"善为吏"的一类。本型之人因心境安稳，不急不躁，一般来说容易成为长寿之人，所以一定不能因此懈怠，不注意养生，形成恶劣的生活习惯。

水型之人，比于上羽似于黑帝，其为人，黑色，面不平，大头，廉颐，小肩，大腹，动手足，发行摇身，下尻长，背延延然不敬畏，善欺绐人，戮死气能冬不能春夏，春夏感而病生，足少阴汗汗然。太羽之，比于右足太阳，太阳之上颓颓然。少羽之人，比于左足太阳，太阳之下纡纡然。众之为人，比于右足太阳，太阳之下洁洁然桎之为人，比于左足太阳，太阳之上安安然。

从原文中"不敬畏"、"善欺绐人"、"延延然"的描述可以知道，这类人就是所谓的"不定型"。可以说，这类人属于贪图名利、好搬弄

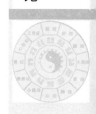

是非之辈，因为精于算计，所以这类人经常神情不定，思虑过多，导致神气暗耗，生机不固。所以，这类人要想获得康健体质的话就要加强自我意识锻炼，做到远恶朋，亲善友，做些有益之事，以弘扬正气为准，来增加身体阳气，摆脱卑劣形象，如此一来，内心善良，养生之道自然就会实现。

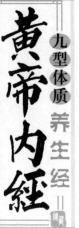

总的来看，这五段文字还提出不同体质的人对气候的不同耐受力，这一点在日常养生实践过程中很有价值。如南方人耐春夏而不耐秋冬，初来北方，就容易不胜寒冬气候，因此得病，所以，基于这种体质养生常识的话，有北行计划的南方人一定要事先加强锻炼，提高适应能力。

《灵枢·逆顺肥瘦篇》之体型分类

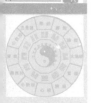

人们可从此篇内容发现，人因体质差异又被分成肥人、瘦人、肥瘦适中三类。在此基础上，《灵枢·气失常篇》又把肥人分为青型、脂型、肉形三种，并对每种类型人们在生理上的差别，如气血多少，体质强弱，作了细致对比描述。由于年老后形体肥胖的人较多，所以可以说，本此法是最早关于老年人体质的分类方法。

从文中可知，肥胖人的体型特点是，体格壮大，血气充盈，肤革坚固，肩膀宽厚，腋璐肉薄，厚皮而黑，唇临临然，其血黑浊，其气涩以迟。

瘦人的体型特点是，皮薄色少，肉薄薄然，薄唇轻言，血清气滑，易脱于气，易损于血。

肥瘦适中人的体型特点是，端正敦厚者其血和调。

《灵枢·寿天刚柔篇》之性格分类

该篇内容认为"人之生也，有刚有柔，有弱有强，有短有长，有阴有阳。"也就是说，人的性格有刚有柔，各有不同；人的体质有强有弱，各有不同；人的身长有高有矮，各有不同；人的生理、病理变化亦有阴阳属性的不同。这其中就包括了气的特点，元气的盛衰，皮肤的厚薄，骨骼的大小，肌肉的坚脆，脉搏的强弱大小等区别。因此，人们可以从血气经络等形气是否相应平衡，来推断一个人的寿命长短，并知道病人体质不同，病情不同，病的长短也是多有差异，病症体质不尽相同自然就决定了具有差异性的诊治疗法。

除此之外，《灵枢·论勇篇》还就人们勇与怯两种体质类型的情神心理、外部特征与内在脏腑功能的关系进行了讨论。在这里，《黄帝内经》的相关内容不仅指出勇敢者与怯弱者会具有不同的心理特征，还详细说明了其对不同境遇的态度。

勇敢者的外部面貌特征是，目深以固，长冲直扬，三焦理横。其与内在脏腑功能的关系是，其心跳直，其肝大以坚，其胞满以傍，怒则气盛而胸张，肝举而胆横，眦裂而目扬，毛起而面苍。即目眶高耸，眼珠深凹，目不转睛，眉毛竖起，皮肤肌肉纹理粗疏。勇敢者这类人的心脏正常，肝大坚实，胆汁充足，胆饱满而向四旁扩张。恼怒时气盛于上而胸廓张大，肝气上举，胆气横溢，眼睛睁得很大，眼眦像要裂开一样，目光四射，毛发竖起，面色发青。

怯型者的外部面貌特征是，大而不减，阴阳相失，其焦理纵，鹘骺短而小。其与内在脏腑功能的关系是，肝系缓，其胆不满而纵，扬挺，胁下空，虽方大怒，气不能满其胸，肝肺虽举，气衰复下，故不能久怒。即眼大却无神，眼球转动不灵活，阴阳之气失于调和，肌肉纹理纵而松弛。胸骨剑突的形态短而小。肝系松弛，胆汁不充满，胆却长而下垂，肠胃直而少有曲折，胁下肝气空虚，大怒时，愤懑之气亦不能填塞胸膺，肝肺之气即使因冲动而上举，但也会随即衰减下降，不能持久发怒。

另外，《黄帝内经·素问·血气形志篇》论述了形志苦乐五种类型

《黄帝内经》关于体质的讨论　附录

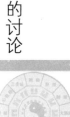

的人，即"形乐志苦，病生于脉，治之以灸刺；形乐志乐，病生于肉，治之以针石；形苦志乐，病生于筋，治之以熨引；形苦志苦，病生于咽嗌，治之以百药；形数惊恐，经络不通，病生于不仁，治之以按摩醪药；是谓五形志也"。所谓是苦是指，在形体方面有过度劳役或逆形体的功能活动动作，在精神方面则指精神忧虑苦闷或情志抑郁。而乐，一来是指形体安逸，精神愉快，情志舒畅，不易生病，二来是指形体过于安逸，缺乏运动，精神情志过度兴奋，则会致病。

关于体质养异形成的原因，各种相关理论认为主要有以下五点成因：

一，先天要素。先天因素也就是所谓的"禀赋"。先天因素包括了胎儿在母体中的营养发育状况以及遗传原因。胎儿的发育和营养状况，对体质特点的形成也起着重要的作用，而父母的体质特征会直接通过遗传，使后代子女具有类似父母的个体特点，这也是先天因素的一个重要方面。

二，性格要素。由于先天遗传因素的作用，男女人们不仅形成各自不同的生理结构，而且在体质类型方面，也会显出不同特点。一般来说，男性多刚悍，女性多柔弱；男性以气为重，女性以血为先。

三，精神要素。人的精神状态可以影响到脏腑气血的活动，自然也会改变体质。《素问·阴阳应象大论》说道，"怒伤肝"、"喜伤心"、"思伤脾"、"忧伤肺"、"恐伤肾"，也就是说人们的七情六欲之情志变化也会伤及内在脏腑。

四，年龄要素。常言道，"一岁年纪一岁人"。不得不说，人体的结构、机能与代谢变化与年龄有紧密关系，而不同阶段的年龄导致形成差异体质。《灵枢·营卫生会篇》亦指出，"老壮不同气"，也是说不同年龄对体质的重要影响。

五，环境要素。人和其它生物一样，都生活在大自然中，所以自然受到外界环境的影响，而且人们的形态结构，气化功能都会在适应客观环境的过程中逐渐发生变异。《素问·五常政大论》这样说道："必明天道地理"，对于了解"人之寿夭，生化之期……人之形气"，以此来说明其重要意义。

地理环境不同，则气候、产物、饮食、生活习惯也大不相同，因此，《素问·异法方宜论》在论证不同区域产生不同体质，不同多发病和不同治疗方法的时候，尤其强调了不同地区的水土、气候，以及饮食、居住等生活习惯对体质形成的重大影响，说明地理环境既是非常重要的因素，又是很复杂的因素。

显而易见，《黄帝内经》对体质学说的研究极为丰富和彻底，这些内容不仅包括性别、年龄、地区、禀赋、体态、性格、心理、适应能力、社交能力、药物针刺反应等方面，更重要的是，在发现个性体质的基础上，还尝试提出差异性的临床治疗与养生保健规律。既然中医关于体质养生的结论早已成型，人们便可根据这些理论做科学养生活动了。

中国历史上最长寿的人——彭祖

每种生物都有其大致的寿命，蜉蝣之短、灵龟之长，都是物种自然选择的结果。从前，曹操就曾说过："神龟虽寿，尤有竟时；腾蛇承雾，终为土灰。"说的就是这个意思。而在历史传说中，彭祖因性情怡静，以达观的态度对待世事，并且还非常重视保神养生，所以得到了八百年的寿命。而称得上"帝王之中的寿星"的乾隆皇帝，也是因为有了他的42字养生经，才创造了83岁的长寿记录。此外，清代杰出的农学家杨深，也是因为有养生30字真诀而活到了99岁。这些都是在告诉我们，正确的养生之道对于人体健康有着重要的作用。

据传彭祖是上古"五帝"之一的颛顼的玄孙，经历尧、舜、夏、

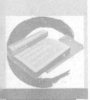

商诸朝，到商纣王时已有七百六十七岁，所以民间才有"福如王母三千岁，寿比彭祖八百春"的祝寿词。根据晋代人葛洪在其所著的《神仙传》中记载，彭祖大概是中国寿命最长的历史人物了。

传说彭祖善于烹调，是我国上古时期的第一位名厨。他把自己创制的雉羹进献给尧帝，治好了尧帝的重病，因而受到了尧帝的封赏。彭祖非常看轻做官之类的功名利禄，且从不贪图个人的享乐，所以彭祖一直生活得恬静、平淡，在毕生垦荒的过程中，探索出了一套长寿养生之道，如他所注重的饮食养生、气功养生、性保健养生等，都成为后人养生保健的重要参考依据。

即使是受到了尧帝的封赏，彭祖也依然因为友爱邑民而深受邑民的爱戴，让彭祖管辖的区域内到处都是一派祥和兴旺的景象。商王武丁四十三年，彭祖辖下的城邑遭到了毁灭，于是邑民都跟随着彭祖迁徙到了诸侯国的西部、南部地区，甚至还有的迁居到了别的诸侯国，在历经磨难之后生存下来，并经过世代发展壮大，出现了一大批历史名人。彭祖去世后，人们就在历阳（今安徽和县）修建了彭祖仙室，将彭祖的遗迹保存起来，人们前去祷告都没有不灵验的。

彭祖因为德高望重，并且名声越来越大，以至于商纣王都听说了彭祖是个不同凡响的人，一心想从彭祖那里得到长寿的秘诀，以使让自己能够长生不老，于是多次亲自登门向彭祖讨教，但都被早就听闻商纣王无道统治的彭祖给谢绝了，他每次在面对商纣王的时候都支吾不言。不甘心就此罢手的商纣王，决定用迂回的手段，收买了一位精于修身养性的采女前去讨教。采女看上去只有二八妙龄，其实已经有二百五十岁了。

彭祖知道了这个采女士受了商纣王的命令而请教延年益寿的方法，出于礼貌，便回复她说："要想升天，进入仙界，驱遣鬼神，凌空飞行，就得服用金丹，像太一元君那样白日升天。对于这一点，我的见闻短浅，恐怕不能够教你。大宛山有个青精先生，听说已有千岁，面相还跟儿童的一样，每天步行五百里以上；既能整年不吃东西，又能一天大吃九顿。他精于养生之道，真的值得去问问他。"

采女问："青精先生也是得道的仙人吗？"

彭祖说："他是得道者，但不是仙人。仙人虽然能长生不老，但已经完全失去了人的真性。得道者则不然，他的体魄强健，容貌光润，老而不衰，长在人间，寒热风湿不能伤害，鬼神精怪不敢侵犯，疾病灾害不能近身，嗔喜毁誉不为所累。其实，人只要保养得当，都可以活到一百二十岁，稍微懂得一些养生之道，就能活到二百四十岁；懂得多的，可以活到四百八十岁；如果精通养生之道，就能长寿不死了。保养寿命的道理，概括地说起来，就是不要伤害性命而已。"

接着彭祖又说："冬天要注意保暖，夏天要懂得避暑，一年四季随时调节，就能保持身体舒适；面对美色娇躯的时候，只要是淡淡地娱乐而非纵欲过度，就能让精神变得通畅；车马服饰只要能维持尊严就可以了，贪得无厌就难以保持专一的志向；相宜的音乐能让人的听觉、视觉变得和悦欢乐，能让人变得心气平和，这些都是养生的道理。

总之，凡事都要有限度，超过了一定的限度就难以谈得上养生了，而只会给自己招致祸患。过度用脑、忧虑悲哀、极度兴奋、愤怒郁结、孜孜以求、阴阳失调都会对人体造成伤害，只要能避开各种伤身的事情，做顺应天地阴阳之理的事情，就可以长生不老了。我师傅著作的《九都》诸经，一共有一万三千多字，都是在讲解养生保寿的要诀，都是写给刚刚入门的人做参考的，我今天全部传给你。"

最后，彭祖对采女说："长寿养生有着很深的学问，不是君王能够做得到的，还需要懂得蓄养精神，服用草药，懂得男女之道，调和阴阳的平衡，学会服气、吐纳导引的方法。"

采女带着彭祖的养生长寿之道，向商纣王转达了彭祖的话和《九都》经书。商纣王按照彭祖的方法进行尝试，果然收到了很显著的效果。但是，学会了彭祖所坚持的养生之术后，商纣王独自练习，并且为了防止世人也像自己一样长寿，便颁布法令禁止百姓学习彭祖的养生之道，甚至他还想杀掉彭祖，从源头上切断世人学习养生之道的可能。

由于彭祖早就知道了商纣王的恶毒之心，没等到商纣王派人来抓他，他就带着家人'随从悄悄地离开了都城，去了一个谁也不知道的地方。后来，彭祖的后裔也西迁南移，四处逃难。尽管商纣王得到了彭祖的修行之法却不能经常坚持，但仍然活到了三百岁，身强体壮得就像普通人五十岁的样子。

再后来，据说有个叫黄山君的人精修了彭祖的养生之道后，活了几百岁仍然面色红润，鹤发童颜，并且把彭祖关于养生的道理和言论加以整理和阐发，著称了一本《彭祖经》。

平和体质的参考标准

在对体质的分类中，有一个最特色的体质，即平和体质，因为它属于健康状态下的身体表现，一般来讲，不需要有任何的治疗措施。但此时的健康并不意味着就是永远的健康，所以，即便是平和体质的人，也需要增加养生保健意识，注意观察自身表现，并结合科学的养生知识，以便达到长期健康的状态。因此，本书在编排的时候，没有将平和体质单独列为一章进行专门讲述的原因也在于此，将其置于开头，可以成为大家养生的标准，以便参照。

关于平和体质，《黄帝内经·素问·平人气象论》中这样说道："平人者，不病也"。平，意味着平衡，不偏不倚，中和平和。这种内治适中的体质最能适应自然和社会环境，有这种体质首先得益于良好的先天禀赋，其次是后天调养得当，所以才能有体态适中，面色红润，精力充沛，功能健全，体格强健的身体特征。当然，并不是每个平和体质的人都是身材健硕，相反，它是比较内敛的健康，不一定是最有力气的，但确实没病没灾，抵抗力最好的。

具体说来，平和体质的人们有这样几个集中体现的特点：肤色、面色红润，头发稠密有光泽，眼睛炯炯有神，鼻色明润，唇色红润。睡眠良好，不宜疲劳，精力充沛，耐受寒热。食欲良好，二便正常，舌色淡红，舌苔薄白，脉象和缓有力。性格开朗，脾气温和，身材匀称，人际交往能力强。而且，平和体质的人群中，有这样两个经验规律，即男性多于女性；年龄越大，平和体质的人越少。

对于平和体质来说，不需要也提倡使用药物，这类人群的重要养生原则就是"不伤不扰，顺其自然"。但是，即便是健康的平和体质也不能安安心心地自此了之，也需要多加注意，因为如果不注意后天调养，平和体质也会打破原来的和谐均衡局面变成偏颇体质。根据各种经验和专业理论来看，平和体质的人们在养生时可以采取这样的"中庸之道"，即合理膳食、戒烟限酒、适量运动、心理平衡。

首先是合理膳食。合理膳食主要是做到吃得时间恰好，不饥不饱，营养搭配。

要做到时间恰好，就要拾起一句古人的养生格言，即"早饭宜好，午饭宜饱，晚饭宜少"。吃得恰好，就是吃饭时间一定是早中晚三个点，一般认为这三个时间是早上 7：00～9：00，中午 11：00～13：00，晚上 18：00～20：00，只要能在这三个时间段好好吃饭，就能保证基本的饮食健康了。此外，还要保证吃得不饥不饱。原则上讲，吃饭的量保证在八分饱是最好的，吃得太少，营养不够，吃得太多，营养过剩不说，还容易增加肠胃负担，引起不必要的肠胃疾病。

其实，除了吃得时间恰好，不饥不饱以外，还需要营养搭配。通常人们的日常饮食主要包括粮食、肉蛋、奶制品、豆制品、蔬菜水果等品种的食物。在烹制饮食的时候，一定要注意荤菜与素菜的搭配，避免同类食品重复搭配。而且不能偏食，更不能暴饮暴食。另外，可以在饭后一个小时，吃些水果，如香蕉、苹果等；多吃五谷杂粮，少吃过于甜蜜、油腻及辛辣之物，不能吃太冷或太热的食物。

似乎当下，烟酒已经不再是什么奢侈品了，相反，它的普及程度非常高，很多人，不论男女老少都成为资深的酒迷、烟迷。可以说，这是一种非常不好的现象。因为吸烟已被公认是导致肺癌的最重要因素之一，而饮酒更是易使人患胃病和胃癌，酒还会损害肝脏，使人出现肝硬化。所以，长期嗜烟好酒的人一定会出现积热生湿的现象，这是导致从平和体质向痰湿或湿热体质转变的重要原因，必须力戒烟酒。

不过，并非任何事物都是绝对的好或是绝对的坏，只是需要把握适度原则。就像酒一样，在合理的用量内，酒是一种好东西，中医还经常拿它入药治病，因其可以活血祛瘀，所以各种用酒浸泡药材的方子是举不胜举。所以，对于烟酒，我们是最好别碰，实在不行有一次半次的也无妨，如果想利用其药性的话，则需要在专业人士的指导下进行。

适量运动的原则就是要求人们以累不着为准去做运动。其实，相信大家能明白以累不着为标准的含义，运动量或劳动量太大的话，是一定会损害身体的，且不说一通运动下来累得几天不能正常活动，搞不好身体哪里被拉伤或出现急性伤害都是得不偿失的事情，因此，平和体质的人们就应该坚持平稳柔和的运动风格，做一些锻炼韧性、柔展性的运动。比如，常见的太极拳、散步。

练习太极拳可以养气、通经，平衡阴阳，协调五脏，增强体质，提高机体的阴阳自和能力。因为太极拳注重意气运动、身心兼修，所以练习的时候，需要集中注意力，保持"心静""用意"状态，这对大脑活动有良好的训练作用。另外，太极拳的招式动作需要一气呵成，由眼神到上肢、躯干、下肢，需要达到上下兼顾，毫不散乱，前后连贯，绵绵

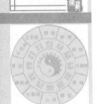

不断的效果，而这就要求有良好的支配和平衡能力，因此这也间接对中枢神经系统起着训练的作用。可以看出，长期练习太极拳的话，不仅能够增强周身肌肉的耐力韧性，还可以使身体内气充足，周身血脉舒畅，心性空灵。

一般来说，一个人每天的运动时间也需要进行合理规划，对于平和体质的人来讲，每天半小时至一个小时的运动量就足够了，而且最好是有氧运动。时间太长，可能很多人无暇分手完成，时间太短，可能期望的健身疗效又达不到。

要想保持平衡心态就要懂得顺其自然。要知道，任何的沮丧、焦虑情绪都会影响搭配人们的正常生活，影响我们的作息、饮食，工作，学习，也就是说心理健康问题会连带影响到身体健康，如果没有及时控制治疗的话，会出现心理和身体双重受伤。

其实，平衡心态就是前面讲到的养心，而且中医养生理论一再强调，养生先养心，没有一个好的心态和认知，任何养生工作都会事倍功半，只有做到《黄帝内经·素问·上古天真论》中所说的那样，即"恬淡虚无，真气从之，精神内守，病安从来"，此时，人们才能以最健康的姿态去享受生活，以健康的身体实现自己的人生梦想，而要做到心态平和就一定要学会适当发泄，静心包容，唯有这样我们的心胸才能打开，才能包容世界万象。

健康饮食结构概况

中国营养专家就曾过给这样的膳食结构搭配建议，即谷类、薯类、杂豆250～400克，水1200毫升；蔬菜300～500克，水果200～400克；畜禽肉类50～75克，蛋类25～50克，鱼虾类50～100克；大豆、坚果类30～50克，奶类及奶制品300元；油类25～30克，盐不超过6克。

总的来说，健康饮食需要坚持这样几个原则：三餐：早吃饱，午吃好，晚吃少；食不厌杂（多种多样的食物），饥饱适度，细嚼慢咽，愉快进食；五多：多碳水化合物（谷类为主）、多菜、多果、多豆、多菇；七少：少盐、少油、少酒、少辛辣、少寒凉、少吃剩饭菜、少吃反时令食物。

此外，在中医研究过程中发现很多可以药食同用的食物，也就是说因为它们既可以作为食物供平时直接食用，又可入药治病，而在平时食用的时候，该食材已经起到了预防甚至是治疗人体某些疾病的功能，在此，编者总结了不同方面可以药食同用的食物。

补气类：山药、白扁豆、甘草、枣（大枣、酸枣、黑枣）、芡实、白术、人参叶、人参果、太子参、黄芪、黄精、蜂蜜、人参、党参，莲子、西洋参、刺五加、红景天、蜂胶。

补血类：龙眼肉（桂圆）、赤小豆、何首乌、阿胶、黑芝麻、白芍药、当归。

补阳温里类：肉豆蔻、干姜、高良姜、肉桂、生姜、黑胡椒、菟丝子、花椒、薤白、巴戟天、益智仁。

补阴类：玉竹、枸杞子、玄参、生地黄、百合、桑椹、山茱萸、麦门冬、龟甲、鳖甲、女贞子、天门冬、熟地黄。

利水：茯苓、车前子、车前草、泽泻。

化湿：薏苡仁、藿香、佩兰。

行气：丁香、小茴香、八角茴香、刀豆、代代花、香橼、厚朴、佛手、砂仁、香附、橘皮。

清热：金银花、鱼腥草、马齿苋、淡竹叶、栀子、蒲公英、野菊花。

解暑：荷叶、白扁豆花。

解表：香薷、桑叶、紫苏、薄荷、豆豉、葛根、牛蒡子、鲜芦根、牛蒡根、葱白、香菜、香菜根。

宣肺：杏仁（甜、苦）。

化痰：橘红、桔梗、紫苏籽，橘皮、川贝母、平贝母、北沙参、竹茹、黄芥子。

利咽喉：青果、胖大海。

生津：乌梅、木瓜、沙棘。

清肝：决明子、白菊花。

安神：酸枣仁、远志、首乌藤。

消食：鸡内金、麦芽、山楂、莱菔子。

润肠：郁李仁、火麻仁、芦荟。

补肾阳：补骨脂、葫芦巴、韭菜子、淫羊藿。

此外，关于四季的饮食养生原则，编者亦是提供于此。

总的来说，《黄帝内经》说，春季，肝欲散，急食辛以散之，酸泻之。根据不同人的体质，春季饮食调养方式有这样几种：

一般体质者：可食用辛甘温散的食物，以助阳气生发和肝气疏泄。如茼蒿、葱、香菜、薤白、生姜、小麦、大枣。

脾气虚者：木易克土，需要增甘，顾护脾胃，可多食用蜂蜜、南瓜、白薯、芋头、山药等食物。

肝气过旺者：需要增酸，可多食用柿子、石榴、山楂、杨梅等食物，抑制肝气过度展发。

春季饮食选方

香椿拌豆腐（或小葱拌豆腐）：香椿 50 克切碎、豆腐 150 克切块，加食盐适量拌匀。可疏肝健胃。

豉炒柿子椒：豆豉 10 克温水泡，洗净，柿子椒 250 克切丝，将锅内油烧热，放入柿子椒、豆豉、食盐，翻炒至熟。有辛温发散的作用。

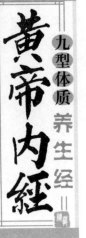

洋葱炒肉片：猪瘦肉200克切片，用黄酒、淀粉拌匀，洋葱250克切片。将锅内油烧热，放入肉片，临熟时，放入洋葱、食盐等，翻炒至熟。可宣肺化痰开胃。

豆豉香菜面：面条150克放入开水锅中煮熟，加入豆豉10克、香菜20克、食盐、花椒油适量，翻滚片刻停火。有辛温发散的作用。

芫荽豆腐汤：芫荽50克切段，豆腐150克切成块。将锅内油烧热，放入豆腐翻炒片刻，加清水、食盐煮开，放入芫荽，继续煮3~5分钟即可停火。可发散健脾开胃。

葱花疙瘩蛋汤：大葱50克切成葱花，食盐、香油、酱油腌上备用。面粉80克拌成细小疙瘩，放下开水锅中煮熟。鸡蛋1个打匀倒入锅内，加葱花，翻滚片刻即可停火。可宣肺健胃。

夏季的饮食调养原则

依然是根据不同体质来分别给出饮食倾向。

心火过旺者：多食苦味食物，如苦瓜，可以降心火。还可以适当多用咸味食物来补肾，使肾水能制约心火，如鸭肉、鸽肉、淡菜、墨鱼、海参、海蜇、海带，但不是多吃盐。

心气虚者：补母法——补肝，需要增辛，可多食用姜、蒜、葱、香菜、辣椒等食物。

春夏养阳，要顺应春夏阳气的展发和上升，尤其要保护阳气，不可过食寒凉。外热内寒，贪凉易导致吐泻。即使是西瓜、绿豆汤也不要吃冰冷的。

夏季饮食选方

凉拌黄瓜西红柿：黄瓜150克洗净，放入开水锅中焯一下切成细条，以食盐调味；将150克西红柿洗净后切片，再加入黄瓜条、白糖拌匀即成。可清热生津止渴。

苦丁茶：苦丁茶 10 克，开水冲泡 15 分钟即可。可清热降火。

扁豆薏米汤：白扁豆、薏仁米各 50 克。一起放入锅内煮汤。可健脾化湿，宜夏天雨季食用。

绿豆汤：绿豆 100 克入锅内，加清水，大火煮开，改用小火煮至豆烂，饮汤吃豆。可清热解暑利尿。

凉拌西瓜皮：西瓜皮 300 克去除绿皮，洗净，切条入盘，撒些食盐，20 分钟后食用。可清热生津止渴。

秋季的饮食调养原则

在秋季养生的时候，总的来说，可以根据《素问·脏气法时论》是说法进行，即肺欲收，急食酸以收之。用酸补之，辛泻之。不过，体质不同，养生方法也就需要区别对待了。

少辛多酸者：酸味收敛补肺，辛味发散泻肺，秋天宜收不宜散。少食葱姜蒜椒，多食酸味果蔬。

养阴润肺者：秋季燥气偏盛，易伤肺阴和津液，饮食以滋阴润燥为主，如芝麻、粳米、枇杷、蜂蜜、糯米、乳品等。

秋季饮食选方

银耳羹：银耳 20 克温水泡发，洗净，入锅，加清水，大火烧开，改用小火，慢慢炖煮到汤汁稠厚即可停火，以冰糖调味。可滋阴润肺。

百合杏仁粥：粳米 80 克煮熟，将甜杏仁 10 克、鲜百合 50 克（干品 15 克）放入煮 10 分钟，加冰糖调味。可润肺止咳。

贝母鸭梨：将大鸭梨 1 个去皮核，贝母 10 克放入鸭梨中，用线捆好，入碗中上锅蒸 30 分钟食之。可清热化痰止咳。

丝瓜花蜜饮：丝瓜花 10 克洗净，放入茶杯以沸水冲泡，温浸 10 分

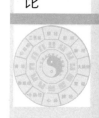

钟，加入蜂蜜调味，代茶饮。可清肺润肺。

冬季饮食调养原则

冬季因为阳气开始减少，因此需要通过各种方式来增加收藏阳气。

增加热量，温补阳气保证充足的与寒冷和劳动强度相适应的热能。宜食用狗肉、羊肉、鹅肉、羊奶、核桃、萝卜、粟子等食物。

养阴摄生。冬季养"藏"，是进补的最好时机，如鳖鱼、龟等，填精补髓，补益人体。

忌食生冷。天寒地冻，忌食生冷寒凉和冷食。

冬季饮食选方

淮山炖狗肉：狗肉250克切块，山药150克去皮切块。将狗肉、生姜、黄酒适量放入锅内，加清水炖煮肉熟，放入山药、食盐，继续煮30分钟停火。佐餐食。可益气壮阳。

当归生姜羊肉汤：羊肉500克切块洗净，放入冷水锅，大火烧开改用文火，将生姜20克、黄酒适量倒入，炖至羊肉熟烂，盐调味，佐餐食。可温阳散寒。

蛤蚧酒：蛤蚧1对去头、足和鳞片，放入绍兴黄酒1000毫升中。浸泡两个月即可。每次饮10毫升，每日午、晚饮用。可补肺定喘，益肾壮阳。

甲鱼羹：甲鱼肉200克、生姜、大葱切成碎末，放入碗中，加入少量清水、黄酒、食盐，搅拌均匀，放入蒸锅内蒸熟，佐餐食。可滋阴清热。

养生酒：龙眼肉60克、枸杞子60克、当归30克、白菊花30克、放入绍兴黄酒1000毫升中。密封浸泡1个月，便可饮用。每次服10毫升，每日午、晚餐各一次。可补血益精，养生健体。

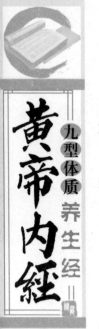

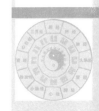
《黄帝内经》部分原文

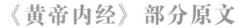

　　《黄帝内经》不仅是一部中国医术，更包含中深刻的人生哲学智慧，不过，从中医角度来看，其中的光辉已经足以让人们赞叹。在此，我们特意摘选了《黄帝内经》中关于阴阳思想、体质差异和养生的部分，提供原汁原味的内容，供读者进行品读。

　　读完本书对各种体质的养生阐释后，再回归经典，从中重新汲取中医智慧，去指导人们的生活工作，用智慧的认知去帮助形成良好的心态和生活工作习惯，在此基础上，用强壮的身体去践行远大理想，享受美好生活。

素问（节选）

阴阳应象大论篇第五

　　黄帝曰：阴阳者，天地之道也，万物之纲纪，变化之父母，生杀之本始，神明之府也。

　　治病必求于本。

　　故积阳为天，积阴为地。阴静阳燥，阳生阴长，阳杀阴藏，阳化气，阴成形。寒极生热，热极生寒，寒气生浊，热气生清。清气在下，则生飧泄；浊气在上，则生（月真）胀。此阴阳反作，病之逆从也。

　　故清阳为天，浊阴为地；地气上为云，天气下为雨；雨出地气，云出天气。故清阳出上窍，浊阴出下窍；清阳发腠理，浊阴走五脏；清阳实四肢，浊阴归六腑。

水为阴，火为阳；阳为气，阴为味。味归形，形归气，气归精，精归化，精食气，形食味，化生精，气生形。味伤形，气伤精；精化为气，气伤于味。阴味出下窍；阳气出上窍。

味厚者为阴，薄为阴之阳。气厚者为阳，薄为阳之阴。味厚则泄，薄则通。气薄则发泄，厚则发热。壮火之气衰，少火之气壮。壮火食气，气食少火。壮火散气，少火生气。气味，辛甘发散为阳，酸苦涌泄为阴。

阴胜则阳病，阳胜则阴病。阳胜则热，阴胜则寒。重寒则热，重热则寒。寒伤形，热伤气。气伤痛，形伤肿。故先痛而后肿者，气伤形也，先肿而后痛者，形伤气也。风胜则动，热胜则肿，燥胜则干，寒胜则浮，湿胜则濡泻。

天有四时五行，以生长收藏，以生寒暑燥湿风。人有五脏化五气，以生喜怒悲忧恐。故喜怒伤气，寒暑伤形。暴怒伤阴，暴喜伤阳。厥气上行，满脉去形。喜怒不节，寒暑过度，生乃不固。故重阴必阳，重阳必阴。故曰：冬伤于寒，春必温病；春伤于风，夏生飧泄；夏伤于暑，秋必痎疟；秋伤于湿，冬生咳嗽。

帝曰：余闻上古圣人，论理人形，列别脏腑，端络经脉，会通六合，各从其经，气穴所发，各有处名，溪谷属骨，皆有所起。分部逆从，各有条理。四时阴阳，尽有经纪。外内之应，皆有表里，其信然乎。

岐伯对曰：东方生风，风生木，木生酸，酸生肝，肝生筋，筋生心，肝主目。其在天为玄，在人为道，在地为化。化生五味，道生智，玄生神，神在天为风，在地为木，在体为筋，在脏为肝。在色为苍，在音为角，在声为呼，在变动为握，在窍为目，在味为酸，在志为怒。怒伤肝，悲胜怒，风伤筋，燥胜风，酸伤筋，辛胜酸。

南方生热，热生火，火生苦，苦生心，心生血，血生脾，心主舌。其在天为热，在地为火，在体为脉，在脏为心，在色为赤，在音为徵，在声为笑，在变动为忧，在窍为舌，在味为苦，在志为喜。喜伤心，恐胜喜，热伤气，寒胜热，苦伤气，咸胜苦。

中央生湿，湿生土，土生甘，甘生脾，脾生肉，肉生肺脾主口。其在天为湿，在地为土，在体为肉，在脏为脾，在色为黄，在音为宫，在声为歌，在变动为哕，在窍为口，在味为甘，在志为思。思伤脾，怒胜思，湿伤肉，风胜湿，甘伤肉，酸胜甘。

西方生燥，燥生金，金生辛，辛生肺，肺生皮毛，皮毛在肾，肺主鼻。其在天为燥，在地为金，在体为皮毛，在脏为肺，在色为白，在音为商，在声为哭，在变动为咳，在窍为鼻，在味为辛，在志为忧。忧伤肺，喜胜忧，热伤皮毛，寒胜热，辛伤皮毛，苦胜辛。

北方生寒，寒生水，水生咸，咸生肾，肾生骨髓，髓生肝，肾主耳。其在天为寒，在地为水，在体为骨，在脏为肾，在色为黑，在音为羽，在声为呻，在变动为栗，在窍为耳，在味为咸，在志为恐。恐伤肾，思胜恐，寒伤血，燥胜寒，咸伤血，甘胜咸。

故曰，天地者，万物之上下也；阴阳者，血气之男女也；左右者，阴阳之道路也；水火者，阴阳之征兆也；阴阳者，万物之能始也。故曰，阴在内，阳之守也，阳在外，阴之使也。

帝曰：法阴阳奈何？

岐伯曰：阳盛则身热，腠理闭，喘麤为之俛抑，汗不出而热，齿干，以烦冤腹满死，能冬不能夏。阴胜则身寒，汗出身长清，数栗而寒，寒则厥，厥则腹满死，能夏不能冬。此阴阳更胜之变，病之形能也。

帝曰：调此二者，奈何？

岐伯曰：能知七损八益，则二者可调，不知用此，则早衰之节也。

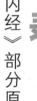
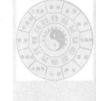

年四十，而阴气自半也，起居衰矣。年五十，体重，耳目不聪明矣。年六十，阴痿，气大衰，九窍不利，下虚上实，涕泣俱出矣。

故曰，知之则强，不知则老，故同出而名异耳。智者察同，愚者察异，愚者不足，智者有余，有余而耳目聪明，身体强健，老者复壮，壮者益治。

是以圣人为无为之事，乐恬憺之能，从欲快志于虚无之守，故寿命无穷，与天地终，此圣人之治身也。天不足西北，故西北方阴也，而人右耳目不如左明也。地不满东南，故东南方阳也，而人左手足不如右强也。

帝曰：何以然？

岐伯曰：东方阳也，阳者其精并于上，并于上则上明而下虚，故使耳目聪明而手足不便。西方阴也，阴者其精并于下，并于下则下盛而上虚，故其耳目不聪明而手足便也。故俱感于邪，其在上则右甚，在下则左甚，此天地阴阳所不能全也，故邪居之。

故天有精，地有形，天有八纪，地有五理，故能为万物之父母。清阳上天，浊阴归地，是故天地之动静，神明为之纲纪，故能以生长收藏，终而复始。惟贤人上配天以养头，下象地以养足，中傍人事以养五脏。天地通于肺，地气通于嗌，风气通于肝，雷气通于心，谷气通于脾，雨气通于肾。六经为川，肠胃为海，九窍为水注之气。

以天地为之阴阳，阳之汗以天地之雨名之；阳之气以天地之疾风名之。暴气象雷，逆气象阳。故治不法天之纪，不用地之理，则灾害至矣。

故邪风之至，疾如风雨，故善治者治皮毛，其次治肌肤，其次治筋脉，其次治六腑，其次治五脏。治五脏者，半死半生也。

故天之邪气感，则害人五脏；水谷之寒热感，则害于六腑；地之湿气感，则害皮肉筋脉。

故善用针者，从阴引阳，从阳引阴，以右治左，以左治右，以我知彼，以表知里，以观过与不及之理，见微得过，用之不殆。

善诊者，察色按脉，先别阴阳，审清浊而知部分；视喘息，听音声，而知所苦；观权衡规矩，而知病所主；按尺寸，观浮沉滑涩，而知病所生。以治无过，以诊则不失矣。故曰，病之始起也，可刺而已；其盛，可待衰而已。故因其轻而扬之，因其重而减之，因其衰而彰之。

形不足者，温之以气；精不足者，补之以味。其高者，因而越之；其下者，引而竭之；中满者，泻之于内。其有邪者，渍形以为汗；其在皮者，汗而发之；其栗悍者，按而收之，其实者，散而泻之。审其阴阳，以别柔刚。阳病治阴，阴病治阳。定其血气，各守其乡。

血实宜决之，气虚宜掣引之。

阴阳离合论第六篇

黄帝问曰：余闻天为阳，地为阴，日为阳，月为阴。大小月三百六十日成一岁，人亦应之。今三阴三阳不应阴阳，其故何也？

岐伯对曰：阴阳者，数之可十，推之可百，数之可千，推之可万，万之大不可胜数，然其要一也。天覆地载，万物方生。未出地者，命曰阴处，名曰阴中之阴；则出地者，命曰阴中之阳。阳予之正，阴为之主。故生因春，长因夏，收因秋，藏因冬。夫常则天地四塞。阴阳之变，其在人者，亦数之可数。

帝曰：愿闻三阴三阳之离合也。

岐伯曰：圣人南面而立，前曰广明，后曰太冲。太冲之地，名曰少阴；少阴之上，名曰太阳。太阳根起于至阴，结于命门，名曰阴中之阳。中身而上名曰广明，广明之下名曰太阴，太阴之前，名曰阳明。阳明根起于厉兑，名曰阴中之阳。厥阴之表，名曰少阳。少阳根起于窍阴，名曰阴中之少阳。是故三阳之离合也：太阳为开，阳明为阖，少阳

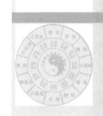

227

为枢。三经者，不得相失也，搏而勿浮，命曰一阳。

帝曰：愿闻三阴？

岐伯曰：外者为阳，内者为阴。然则中为阴，其冲在下，名曰太阴，太阴根起于隐白，名曰阴中之阴。太阴之后，名曰少阴，少阴根起于涌泉，名曰阴中之少阴。少阴之前，名曰厥阴，厥阴根起于大敦，阴之绝阳，名曰阴之绝阴。是故三阴之离合也，太阴为开，厥阴为阖，少阴为枢。三经者不得相失也，搏而勿沉，名曰一阴。

阴阳（雱重）（雱重），积传为一周，气里形表，而为相成也。

阴阳别论篇第七

黄帝问曰：人有四经十二从，何谓？

岐伯对曰：四经应四时；十二从应十二月；十二月应十二脉。

脉有阴阳，知阳者知阴，知阴者知阳。凡阳有五，五五二十五阳。所谓阴者，真脏也。见则为败，败必死也。所谓阳者，胃脘之阳也。别于阳者，知病处也，别于阴者，知生死之期。三阳在头，三阴在手，所谓一也。别于阳者，知病忌时，别于阴者，知死生之期。

谨熟阴阳，无与众谋。

所谓阴阳者，去者为阴，至者为阳，静者为阴，动者为阳，迟者为阴，数者为阳。

凡持真脉之藏脉者，肝至悬绝急，十八日死；心至悬绝，九日死；肺至悬绝，十二日死；肾至悬绝，七日死；脾至悬绝，四日死。

曰：二阳之病发心脾，有不得隐曲，女子不月；其传为风消，其传为息贲者，死不治。

曰：三阳为病发寒热，下为痈肿，及为痿厥，腨（疒肙）；其传为索泽，其传为（疒颓）疝。

曰：一阳发病，少气，善咳，善泄；其传为心掣，其传为隔。

二阳一阴发病，主惊骇、背痛、善噫、善欠，名曰风厥。

二阴一阳发病，善胀、心满善气。

三阴三阳发病，为偏枯萎易，四肢不举。

鼓一阳曰钩，鼓一阴曰毛，鼓阳胜急曰弦，鼓阳至而绝曰石，阴阳相过曰溜。

阴争于内，阳扰于外，魄汗未藏，四逆而起，起则熏肺，使人喘鸣。

阴之所生，和本曰和。是故刚与刚，阳气破散，阴气乃消亡。淖则刚柔不和，经气乃绝。

死阴之属，不过三日而死，生阳之属，不过四日而死。所谓生阳死阴者，肝之心谓之生阳，心之肺谓之死阴，肺之肾谓之重阴，肾之脾谓之辟阴，死不治。

结阳者，肿四肢。结阴者，便血一升，再结二升，三结三升。阴阳结斜，多阴少阳曰石水，少腹肿。二阳结，谓之消。三阳结，谓之隔。三阴结，谓之水。一阴一阳结，谓之喉痹。

阴搏阳别，谓之有子。阴阳虚，肠澼死。阳加于阴，谓之汗。阴虚阳搏，谓之崩。

三阴俱搏，二十日夜半死；二阴俱搏，十三日夕时死；一阴俱搏，十日死；三阳搏且鼓，三日死；三阴三阳俱搏，心腹满，发尽不得隐曲，五日死；二阳俱搏，其病温，死不治，不过十日死。

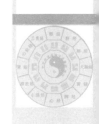

五脏生成篇第十

心之和、脉也，其荣、色也，其主肾也。肺之合、筋也，其荣、爪也，其主肺也。脾之合、肉也，其荣、唇也，其主肝也。肾之合、骨也，其荣、发也，其主脾也。

是故多食咸，则脉凝泣而变色；多食苦，则皮槁而毛拔；多食辛，则筋急而爪枯；多食酸，则肉胝皱而唇揭；多食甘，则骨痛而发落。此五味之所伤也。故心欲苦，肺欲辛，肝欲酸，脾欲甘，肾欲咸。此五味之所合也。

五藏之气：故色见青如草兹者死；黄如枳实者死，黑如台者死，赤如血者死，白如枯骨者死，此五色之见死也；青如翠羽者生，赤如鸡冠者生，黄如蟹腹者生，白如豕膏者生，黑如乌羽者生，此五色之见生也。生于心，如以缟裹朱；生于肺，如以缟裹红；生于肝，如以缟裹甘；生于脾，如以缟裹栝楼实；生于肾，如以缟裹紫。此五藏所生之外荣也。

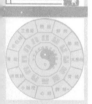

色味当五藏：白当肺、辛，赤当心、苦，青当肝、酸，黄当脾、甘，黑当肾、咸。故白当皮，赤当脉，青当筋，黄当肉，黑当骨。

诸脉者，皆属于目；诸髓者，皆属于脑，诸筋者，皆属于节；诸血者，皆属于心；诸气者，皆属于肺。此四支八溪之朝夕也。故人卧血归于肝，肝受血而能视，足受血而能步，掌受血而能握，指受血而能摄。卧出而风吹之，血凝于肤者为痹，凝于脉者为泣，凝于足者为厥，此三者，血行而不得反其空，故为痹厥也。人有大谷十二分，小溪三百五十四名，少十二俞，此皆卫气之所留止，邪气之所客也，针石缘而去之。

诊病之始，五决为纪，欲知其始，先建其母。所谓五决者，五脉也。是以头痛巅疾，下虚上实，过在足少阴、巨阳，甚则入肾。徇蒙招尤，目冥耳聋，下实上虚，过在足少阳、厥阳，甚则入肝，腹满月真胀，支鬲胠胁，下厥上冒，过在足太阴、阳明。咳嗽上气，厥在胸中，过在手阳明、太阴。心烦头痛，病在鬲中，过在手巨阳、少阴。

夫脉之小、大、滑、涩、浮、沉，可以指别；五藏之象，可以类推；五藏相音可以意识；五色微诊，可以目察。能合脉色，可以万全。

赤脉之至也，喘而坚，诊曰有积气在中，时害于食，名曰心痹，得

230

之外疾，思虑而心虚，故邪从之。白脉之至也喘而浮，上虚下实，惊，有积气在胸中，喘而虚，名曰肺痹，寒热，得之醉而使内也。青脉之至也长而左右弹，有积气在心下支月去，名曰肝痹，得之寒湿，与疝同法，腰痛，足清，头痛。黄脉之至也，大而虚，有积气在腹中，有厥气，名曰厥疝，女子同法，得之疾使四肢汗出当风。黑脉之至也上坚而大，有积气在小腹与阴，名曰肾痹，得之沐浴清水而卧。

凡相五色之奇脉，面黄目青，面黄目赤，面黄目白，面黄目黑者，皆不死也。面青目赤，面赤目白，面青目黑，面黑目白，面赤目青，皆死也。

五脏别论篇第十一

黄帝问曰：余闻方士，或以脑髓为脏，或以肠胃为脏，或以为腑。敢问更相反，皆自谓是，不知其道，愿闻其说。

岐伯对曰：脑、髓、骨、脉、胆、女子胞，此六者，地气之所生也。皆脏于阴而象于地，故藏而不泻，名曰奇恒之府。

夫胃、大肠、小肠、三焦、膀胱，此五者天气之所生也，其气象天，故泻而不藏。此受五藏浊气，名曰传化之府，此不能久留，输泻者也。魄门亦为五脏使，水谷不得久藏。

所谓五脏者，藏精气而不泻也，故满而不能实。六腑者，传化物而不藏，故实而不能满也。所以然者，水谷入口则胃实而肠虚，食下则肠实而胃虚。故曰实而不满，满而不实也。

帝曰：气口何以独为五脏之主？

岐伯曰：胃者水谷之海，六腑之大源也。五味入口，藏于胃以养五脏气，气口亦太阴也，是以五脏六腑之气味，皆出于胃，变见于气口。故五气入鼻，藏于心肺，心肺有病，而鼻为之不利也。

凡治病必察其下，适其脉，观其志意，与其病也。拘于鬼神者，不

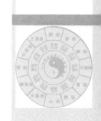

可与言至德；恶于针石者，不可与言至巧。病不许治者，病必不治，治之无功矣。

平人气象论篇第十八

黄帝问曰：平人何如？

岐伯对曰：人一呼脉再动，一吸脉亦再动，呼吸定息脉五动，闰以太息，命曰平人。平人者不病也。常以不病调病人，医不病，故为病人平息以调之为法。

人一呼脉一动，一吸脉一动，曰少气。人一呼脉三动，一吸脉三动而躁，尺热曰病温，尺不热脉滑曰病风，脉涩曰痹。人一呼脉四动以上曰死，脉绝不至曰死，乍疏乍数曰死。

平人之常气禀于胃，胃者，平人之常气也，人无胃气曰逆，逆者死。

春胃微弦曰平，弦多胃少曰肝病，但弦无胃曰死，胃而有毛曰秋病，毛甚曰今病，脏真散于肝，肝藏筋膜之气也。

夏胃微钩曰平，钩多胃少曰心病，但钩无胃曰死，胃而有石曰冬病，石甚曰今病，脏真通于心，心藏血脉之气也。

长夏胃微耎弱曰平，弱多胃少曰脾病，但代无胃曰死，面臒有石曰冬病，弱甚曰今病，脏真濡于脾，脾藏肌肉之气也。

秋胃微毛曰平，毛多胃少曰肺病，但毛无胃曰死，毛而有弦曰春病，弦甚曰今病，脏真高于肺，以行荣卫阴阳也。

冬胃微石曰平，石多胃少曰肾病，但石无胃曰死，石而有钩曰夏病，钩甚曰今病，脏真下于肾，肾藏骨髓之气也。

胃之大络，名曰虚里，贯鬲络肺，出于左乳下，其动应衣，脉宗气也。盛喘数绝者，则病在中；结而横，有积矣；绝不至曰死。乳之下其动应衣，宗气泄也。

232

欲知寸口太过与不及，寸口之脉中手短者，曰头痛。寸口脉中手长者，曰足胫痛。寸口脉中手促上击者，曰肩背病。寸口脉沉而，坚者，曰病在中。寸口脉浮而盛者，曰病在外。寸口脉沉而弱，曰寒热及疝瘕少腹痛。寸口脉沉而横，曰胁下有积，腹中有横积痛。寸口脉沉而喘，曰寒热。脉盛滑坚者，曰病在外，脉小实而坚者，病在内。脉小弱以涩，谓之久病。脉滑浮而疾者，谓之新病。脉急者，曰疝瘕少腹痛。脉滑曰风，脉涩曰痹。缓而滑曰热中。盛而紧曰胀。脉从阴阳，病易已；脉逆阴阳，病难已。脉得四时之顺，曰病无他；脉反四时及不间藏，曰难已。

臂多青脉，曰脱血。尺脉缓涩，谓之解。安卧，脉盛，谓之脱血。尺涩脉滑，谓之多汗。尺寒脉细，谓之后泄。脉尺粗常热者，谓之热中。

肝见庚辛死，心见壬癸死，脾见甲乙死，肺见丙丁死，肾见戊己死，是谓真脏见皆死。

颈脉动喘疾咳，曰水。目裹微肿如卧蚕起之状，曰水。溺黄赤安卧者，黄疸。已食如饥者，胃疸。面肿曰风，足胫肿曰水，目黄者曰黄疸。妇人手少阴脉动甚者，妊子也。

脉有逆从，四时未有脏形，春夏而脉瘦，秋冬而脉浮大，命曰逆四时也。风热而脉静，泄而脱血脉实，病在中，脉虚，病在外，脉涩坚者，皆难治，命曰反四时也。

人以水谷为本，故人绝水谷则死，脉无胃气亦死。所谓无胃气者，但得真脏脉不得胃气也。所谓脉不得胃气者，肝不弦肾不石也。

太阳脉至，洪大以长；少阳脉至，乍数乍疏，乍短乍长；阳明脉至，浮大而短。

夫平心脉来，累累如连珠，如循琅玕，曰心平，夏以胃气为本。病心脉来，喘喘连属，其中微曲，曰心病。死心脉来，前曲后居，如操带

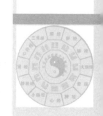

钩，曰心死。

平肺脉来，厌厌聂聂，如落榆荚，曰肺平，秋以胃气为本。病肺脉来，不上不下，如循鸡羽，曰肺病。死肺脉来，如物之浮，如风吹毛，曰肺死。

平肝脉来，耎弱招招，如揭长竿末梢，曰肝平，春以胃气为本。病肝脉来，盈实而滑，如循长竿，曰肝病。死肝脉来，急益劲，如新张弓弦，曰肝死。

平脾脉来，和柔相离，如鸡践地，曰脾平，长夏以胃气为本。病脾脉来，实而盈数，如鸡举足，曰脾病。死脾脉来，锐坚如鸟之喙，如鸟之距，如屋之漏，如水之流，曰脾死。

平肾脉来，喘喘累累如钩，按之而坚，曰肾平，冬以胃气为本。病肾脉来，如引葛，按之益坚，曰肾病。死肾脉来，发如夺索，辟辟如弹石，曰肾死。

太阴阳明论篇第二十九

黄帝问曰：太阴阳明为表里，脾胃脉也。生病而异者何也？

岐伯对曰：阴阳异位，更虚更实，更逆更从，或从内或从外，所从不同，故病异名也。

帝曰：愿闻其异状也。

岐伯曰：阳者天气也，主外；阴者地气也，主内。故阳道实，阴道虚。故犯贼风虚邪者阳受之，食饮不节，起居不时者，阴受之。阳受之则入六腑，阴受之则入五脏。入六腑则身热不时卧，上为喘呼；入五脏则瞋满闭塞，下为飧泄，久为肠澼。故喉主天气，咽主地气。故阳受风气，阴受湿气。

帝曰：脾病而四肢不用何也？

岐伯曰：四肢皆禀气于胃而不得至经，必因于脾乃得禀也。今脾病不能为胃行其津液，四肢不得禀水谷气，气日以衰，脉道不利，筋骨肌肉，皆无气以生，故不用焉。

帝曰：脾不主时何也？

岐伯曰：脾者土也。治中央，常以四时长四脏，各十八日寄治，不得独主于时也。脾脏者常着胃土之精也。土者生万物而法天地，故上下至头足不得主时也。

帝曰：脾与胃以膜相连耳，而能为之行其津液何也？

岐伯曰：足太阴者三阴也，其脉贯胃，属脾，络溢，故太阴为之行气于三阴。阳明者表也，五脏六腑之海也，亦为之行气于三阳。脏腑各因其经而受气于阳明，故为胃行其津液。四肢不得禀水谷气，日以益衰，阴道不利，筋骨肌肉，无气以生，故不用焉。

逆调论篇第三十四

黄帝问曰：人身非常温也，非常热也，为之热而烦满者何也？

岐伯对曰：阴气少而阳气胜也，故热而烦满也。

帝曰：人身非衣寒也，中非有寒气也，寒从中生者何？

岐伯曰：是人多痹气也，阳气少阴气多，故身寒如从水中出。

帝曰：人有四肢热，逢风寒如炙如火者何也？

岐伯曰：是人者阴气虚，阳气盛，四肢者阳也，两阳相得而阴气虚少，少水不能灭盛火，而阳独治。独治者不能生长也，独胜而止耳。逢风而如炙如火者，是人当肉烁也。

帝曰：人有身寒，阳火不能热，厚衣不能温，然不冻栗，是为何病？

岐伯曰：是人者，素肾气胜，以水为事，太阳气衰，肾脂枯木不长，一水不能胜两火。肾者水也，而生于骨，肾不生，则髓不能满，故寒甚至骨也。所以不能冻栗者，肝一阳也，心二阳也，肾孤脏也，一水

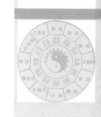

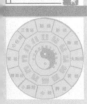

不能胜二火，故不能冻栗，病名曰骨痹，是人当挛节也。

帝曰：人之肉苛者，虽近亦絮，犹尚苛也，是谓何疾？

岐伯曰：荣气虚，卫气实也，荣气虚则不仁，卫气虚则不用，荣卫俱虚，则不仁且不用，肉如故也。人与志不相有，曰死。

帝曰：人有逆气不得卧而息有音者，有不得卧而息无音者，有起居如故息有音者，有得卧行而喘者，有不得得卧不能行而喘者，有不得卧卧而喘者，皆何脏使然？愿闻其故。

岐伯曰：不得卧而息有音者，是阳明之逆也，足三阳者下行，今逆而上行，故息有音也。阳明者，胃脉也，胃者，六腑之海，其气亦下行。阳明逆，不得从其道？故不得卧也。下经曰：胃不和，则卧不安，此之谓也。

夫起居如故而息有音者，此肺之络脉逆也，络脉不得随经上下，故留经而不行，络脉之病人也微，故起居如故而息有音也。

夫不得卧，卧则喘者，是水气之客也。夫水者，循津液而流也，肾者水脏主津液，主卧与喘也。

帝曰：善。

举痛论篇第三十九

黄帝问曰：余闻善言天者，必有验于人，善言古者，必有合于今；善言人者，必有厌于已。如此则道不惑而要数极，所谓明也。今余问于夫子，令言而可知，视而可见，扪而可得，令验于已而发蒙解惑，可得而闻乎？

岐伯再拜稽首曰：何道之问也？

帝曰：愿闻人之五脏卒痛，何气使然？

岐伯对曰：经脉流行不止，环周不休，寒气入经而稽迟。泣而不行，客于脉外，则血少，客于脉中则气不通，故卒然而痛。

帝曰：其痛或卒然而止者；或痛甚不休者；或痛甚不可按者；或按之而痛止者；或按之无益者；或喘动应手者；或心与背相引而痛者；或胁肋与少腹相引而痛者；或腹痛引阴股者；或痛宿昔而成积者；或卒然痛死不知人，有少间复生者；或痛而呕者；或腹痛而后泄者；或痛而闭不通者。凡此诸痛，各不同形，别之奈何？

岐伯曰：寒气客于脉外，则脉寒，脉寒则缩踡，缩踡则脉绌急，则外引小络，故卒然而痛。得炅则痛立止，因重中于寒，则痛久矣。

寒气客于经脉之中，与炅气相薄，则脉满，满则痛而不可按也。寒气稽留，炅气从上，则脉充大而血气乱，故痛甚不可按也。

寒气客于肠胃之间，膜原之下，血不得散，小络急引故痛。按之则血气散，故按之痛止。

寒气客于挟脊之脉则深，按之不能及，故按之无益也。

寒气客于冲脉，冲脉起于关元，随腹直上，寒气客则脉不通，脉不通则气因之，故喘气应手矣。

寒气客于背俞之脉，则脉泣，脉泣则血虚，血虚则痛。其俞注于心，故相引而痛。按之则热气至，热气至则痛上矣。

寒气客于厥阴之脉，厥阴之脉者，络阴器，系于肝。寒气客于脉中，则血泣脉急，故胁肋与少腹相引痛矣。

厥气客于阴股，寒气上及少腹，血泣在下相引，故腹痛引阴股。

寒气客于小肠膜原之间，络血之中，血泣不得注入大经，血气稽留不得行，故宿昔而成积矣。

寒气客于五脏，厥逆上泄，阴气竭，阳气未入，故卒然痛死不知人，气复反则生矣。

寒气客于肠胃，厥逆上出，故痛而呕也。

热气留于小肠，肠中痛，瘅热焦渴，则坚干不得出，故痛而闭不通矣。

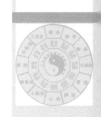

帝曰：所谓言而可知者也，视而可见奈何？

岐伯曰：五脏六腑固尽有部，视其五色，黄赤为热，白为寒，青黑为痛，此所谓视而可见者也。

帝曰：扪而可得奈何？

岐伯曰：视其主病之脉坚，而血及陷下者，皆可扪而得也。

帝曰：善。余知百病生于气也，怒则气上，喜则气缓，悲则气消，恐则气下，寒则气收，炅则气泄，惊则气乱，劳则气耗，思则气结。九气不同，何病之生？

岐伯曰：怒则气逆，甚则呕血及飧泄，故气上矣。

喜则气和志达，荣卫通利，故气缓矣。

悲则心系急，肺布叶举，而上焦不通，荣卫不散，热气在中，故气消矣。

恐则精却，却则上焦闭，闭则气还，还则下焦胀，故气不行矣。

寒则腠理闭，气不行，故气收矣。

炅则腠理开，荣卫通，汗大泄，故气泄。

惊则心无所依，神无所归，虑无所定，故气乱矣。

劳则喘息汗出，外内皆越，故气耗矣。

思则心有所存，神有所归，正气留而不行，故气结矣。

痹论篇第四十三

黄帝问曰：痹之安生？

岐伯对曰：风寒湿三气杂至，合而为痹也。其风气胜者为行痹，寒气胜者为痛痹，湿气胜者为著痹也。

帝曰：其有五者何也？

岐伯曰：以冬遇此者为骨痹，以春遇此者为筋痹，以夏遇此者为脉痹，以至阴遇此者为肌痹，以秋遇此者为皮痹。

帝曰：内舍五藏六府，何气使然？

岐伯曰：五藏皆有合，病久而不去者，内舍于其合也。故骨痹不已，复感于邪，内舍于肾；筋痹不已，复感于邪，内舍于肝；脉痹不已，复感于邪，内舍于心；肌痹不已，复感于邪，内舍于脾；皮痹不已，复感于邪，内舍于肺。所谓痹者，各以其时，重感于风寒湿之气也。

凡痹之客五藏者，肺痹者，烦满喘而呕；心痹者，脉不通，烦则心下鼓，暴上气而喘，嗌干善噫，厥气上则恐；肝痹者，夜卧则惊，多饮数小便，上为引如怀；肾痹者，善胀，尻以代踵，脊以代头；脾痹者，四支懈惰，发咳呕汁，上为大塞；肠痹者，数饮而出不得，中气喘争，时发飧泄；胞痹者，少腹膀胱，按之内痛，若沃以汤，涩于小便，上为清涕。

阴气者，静则神藏，躁则消亡，饮食自倍，肠胃乃伤。淫气喘息，痹聚在肺；淫气忧思，痹聚在心；淫气遗溺，痹聚在肾；淫气乏竭，痹聚在肝；淫气肌绝，痹聚在脾。

诸痹不已，亦益内也，其风气胜者，其人易已也。

帝曰：痹，其时有死者，或疼久者，或易已者，其故何也？

岐伯曰：其入藏者死，其留连筋骨间者疼久，其留皮肤间者易已。

帝曰：其客于六府者何也？

岐伯曰：此亦其食饮居处，为其病本也。六府亦各有俞，风寒湿气中其俞，而食饮应之，循俞而入，各舍其府也。

帝曰：以针治之奈何？

岐伯曰：五藏有俞，六府有合，循脉之分，各有所发，各随其过，则病瘳也。

帝曰：荣卫之气，亦令人痹乎？

岐伯曰：荣者，水谷之精气也，和调于五藏，洒陈于六府，乃能入

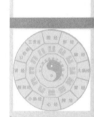

附录

《黄帝内经》部分原文

239

于脉也。故循脉上下，贯五藏，络六府也。卫者，水谷之悍气也，其气慓疾滑利，不能入于脉也，故循皮肤之中，分肉之间，熏于肓膜，散于胸腹，逆其气则病，从其气则愈，不与风寒湿气合，故不为痹。

帝曰：善。痹或痛，或不痛，或不仁，或寒，或热，或燥，或湿，其故何也？

岐伯曰：痛者，寒气多也，有寒故痛也。其不痛不仁者，病久入深，荣卫之行涩，经络时疏，故不通，皮肤不营，故为不仁。其寒者，阳气少，阴气多，与病相益，故寒也。其热者，阳气多，阴气少，病气胜，阳遭阴，故为痹热。其多汗而濡者，此其逢湿甚也，阳气少，阴气盛，两气相感，故汗出而濡也。

帝曰：夫痹之为病，不痛何也？

岐伯曰：痹在于骨则重，在于脉则血凝而不流，在于筋则屈不伸，在于肉则不仁，在于皮则寒，故具此五者则不痛也。凡痹之类，逢寒则虫，逢热则纵。

帝曰：善。

水热穴论篇第六十一

黄帝问曰：少阴何以主肾，肾何以主水？

岐伯对曰：肾者，至阴也；至阴者，盛水也。肺者，太阴也；少阴者，冬脉也。故其本在肾，其末在肺，皆积水也。

帝曰：肾何以能聚水而生病？

岐伯曰：肾者，胃之关也。关门不利，故聚水而从其类也。上下溢于皮肤，故为胕肿。胕肿者，聚水而生病也。

帝曰：诸水皆生于肾乎？

岐伯曰：肾者牝藏也，地气上者，属于肾，而生水液也。故曰：至阴勇而劳甚，则肾汗出，肾汗出逢于风，内不得入于脏腑，外不得越于皮肤，客于玄府，行于皮里，传为胕肿，本之于肾，名曰风水。所谓玄府者，汗空也。

帝曰：水俞五十七处者，是何主也？

岐伯曰：肾俞五十七穴，积阴之所聚也，水所从出入也。尻上五行行五者，此肾俞。故水病下为胕肿、大腹，上为喘呼、不得卧者，标本俱病，故肺为喘呼，肾为水肿，肺为逆不得卧，分为相输俱受者，水气之所留也。

伏菟上各二行，行五者，此肾之街也。三阴之所交结于脚也。踝上各一行，行六者，此肾脉之下行也，名曰太冲。凡五十七穴者，皆脏之阴络，水之所客也。

帝曰：春取络脉分肉何也？

岐伯曰：春者木始治，肝气始生，肝气急，其风疾。经脉常深，其气少，不能深入，故取络脉分肉间。

帝曰：夏取盛经分腠何也？

岐伯曰：夏者火始治，心气始长，脉瘦气弱，阳气留溢，热熏分腠，内至于经。故取盛经分腠，绝肤而病去者，邪居浅也。所谓盛经者，阳脉也。

帝曰：秋取经俞何也？

岐伯曰：秋者金始治，肺将收杀，金将胜火，阳气在合，阴气初胜，湿气及体阴气未盛，未能深入，故取俞以泻阴邪，取合以虚阳邪，阳气始衰，故取于合。

帝曰：冬取井荥何也？

岐伯曰：冬者水始治，肾方闭，阳气衰少，阴气坚盛，巨阳伏沉，阳脉乃去，故取井以下阴逆，取荥以实阳气。故曰：冬取井荥，春不鼽衄。

帝曰：夫子言治热病五十九俞，余论其意，未能领别其处，愿闻其处，因闻其意。

岐伯曰：头上五行行五者，以越诸阳之热逆也，大杼、膺俞、缺

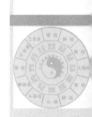

盆、背俞，此八者，以泻胸中之热也。气街、三里、巨虚上下廉，此八者，以泻胃中之热也。云门、骨、委中、髓空，此八者，以泻四肢之热也。五脏俞傍五，此十者，以泻五脏之热也。凡此五十九穴者，皆热之左右也。

帝曰：人伤于寒，而传为热，何也？

岐伯曰：夫寒盛则生热也。

灵枢（节选）

邪气脏腑病形第四

黄帝问于岐伯曰：邪气之中人也奈何？

岐伯答曰：邪气之中人高也。

黄帝曰：高下有度乎？

岐伯曰：身半以上者，邪中之也。身半已下者，湿中之也。故曰：邪之中人也。无有常，中于阴则溜于腑，中于阳则溜于经。

黄帝曰：阴之与阳也，异名同类，上下相会，经络之相贯，如环无端。邪之中人，或中于阴，或中于阳，上下左右，无有恒常，其故何也？

岐伯曰：诸阳之会，皆在于面。中人也，方乘虚时及新用力，若饮食汗出，腠理开而中于邪。中于面，则下阳明。中于项，则下太阳。中于颊，则下少阳。其中于膺背两胁，亦中其经。

黄帝曰：其中于阴，奈何？

岐伯答曰：中于阴者，常从臂胻始。夫臂与胻，其阴皮薄，其肉淖泽，故俱受于风，独伤其阴。

黄帝曰：此故伤其脏乎？

岐伯答曰：身之中于风也，不必动脏。故邪入于阴经，则其藏气

242

实，邪气入而不能客，故还之于腑。故中阳则溜于经，中阴则溜于腑。

黄帝曰：邪之中人脏奈何？

岐伯曰：愁忧恐惧则伤心。形寒寒饮则伤肺，以其两寒相感，中外皆伤，故气逆而上行。有所堕坠，恶血留内；若有所大怒，气上而不下，积于胁下，则伤肝。有所击仆，若醉入房，汗出当风，则伤脾。有所用力举重，若入房过度，汗出浴水，则伤肾。

黄帝曰：五脏之中风，奈何？

岐伯曰：阴阳俱感，邪乃得往。

黄帝曰：善哉。

黄帝问于岐伯曰：首面与身形也，属骨连筋，同血合于气耳。天寒则裂地凌冰，其卒寒，或手足懈惰，然而其面不衣，何也？

岐伯答曰：十二经脉，三百六十五络，其血气皆上于面而走空窍。其精阳气上走于目而为睛。其别气走于耳而为听。其宗气上出于鼻而为臭。其浊气出于胃，走唇舌而为味。其气之津液，皆上熏于面，而皮又厚，其肉坚，故天气甚寒，不能胜之也。

黄帝曰：邪之中人，其病形何如？

岐伯曰：虚邪之中身也，洒淅动形。正邪之中人也，微，先见于色，不知于身，若有若无，若亡若存，有形无形，莫知其情。

黄帝曰：善哉。

黄帝问于岐伯曰：余闻之，见其色，知其病，命曰明。按其脉，知其病，命曰神。问其病，知其处，命曰工。余愿闻见而知之，按而得之，问而极之，为之奈何？

岐伯答曰：夫色脉与尺之相应也，如桴鼓影响之相应也，不得相失也，此亦本末根叶之出候也，故根死则叶枯矣。色脉形肉，不得相失也。故知一则为工，知二则为神，知三则神且明矣。

黄帝曰：愿卒闻之。

岐伯答曰：色青者，其脉弦也，赤者，其脉钩也，黄者，其脉代

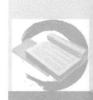

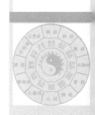

《黄帝内经》部分原文　附录

也，白者，其脉毛，黑者，其脉石。见其色而不得其脉，反得其相胜之脉，则死矣；得其相生之脉，则病已矣。

黄帝问于岐伯曰：五脏之所生，变化之病形何如？

岐伯答曰：先定其五色五脉之应，其病乃可别也。

黄帝曰：色脉已定，别之奈何？

岐伯说：调其脉之缓、急、小、大、滑、涩，而病变定矣。

黄帝曰：调之奈何？

岐伯答曰：脉急者，尺之皮肤亦急；脉缓者，尺之皮肤亦缓；脉小者，尺之皮肤亦减而少气；脉大者，尺之皮肤亦贲而起；脉滑者，尺之皮肤亦滑；脉涩者，尺之皮肤亦涩。凡此变者，有微有甚。故善调尺者，不待于寸，善调脉者，不待于色。能参合而行之者，可以为上工，上工十全九。行二者，为中工，中工十全七。行一者，为下工，下工十全六。

黄帝曰：请问脉之缓、急，小、大，滑、涩之病形何如？

岐伯曰：臣请言五脏之病变也。心脉急甚者为瘛疭；微急，为心痛引背，食不下。缓甚，为狂笑；微缓，为伏梁，在心下，上下行，时唾血。大甚，为喉吤；微大，为心痹引背，善泪出。小甚为善哕；微小为消病。滑甚为善渴；微滑为心疝，引脐，小腹鸣。涩为为暗；微涩为血溢，维厥耳鸣，颠疾。

肺脉急甚，为癫疾；微急，为肺寒热，怠惰，咳唾血，引腰背胸，若鼻息肉不通。缓甚，为多汗；微缓，为痿，痿偏风，头以下汗出不可止。大甚，为胫肿；微大，为肺痹，引胸背，起恶见日光。小甚，为泄；微小，为消瘅。滑甚，为息贲上气；微滑，为上下出血。涩甚，为呕血；微涩，为鼠瘘在颈支腋之间，下不胜其上，其应善酸矣。

肝脉急甚者为恶言；微急为肥气在胁下，若复杯。缓甚为善呕，微缓为水瘕痹也。大甚为内痈，善呕衄；微大为肝痹，阴缩，咳引小腹。小甚为多饮；微小为消瘅。滑甚为疝；微滑为遗溺。涩甚为溢饮；微涩

244

为瘈挛筋痹。

脾脉急甚为瘈瘲；微急为膈中，食饮入而还出，后沃沫。缓甚为痿厥；微缓为风痿，四肢不用，心慧然若无病。大甚为击仆；微大为疝气，腹里大脓血在肠胃之外。小甚为寒热；微小为消瘅。滑甚为㿉；微滑为虫毒蛕蝎腹热。涩甚为肠；微涩为内，多下脓血。

肾脉急甚为骨癫疾；微急为沉厥奔豚，足不收，不得前后。缓甚为折脊；微缓为洞，洞者，食不化，下嗌逐出。大甚为阴痿；微大为石水，起脐已下至小腹腄腄然，上至胃脘，死不治。小甚为洞泄；微小为消瘅。滑甚为㿉；微滑为骨痿，坐不能起，起则目无所见。涩甚为大痈；微涩为不月，沉痔。

黄帝曰：病之六变者，刺之奈何？

岐伯曰：诸急者多寒；缓者多热；大者多气少血；小者血气皆少；滑者阳气盛，微有热；涩者多血、少气，微有寒。是故刺急者，深内而久留之；刺缓者，浅内而疾发针，以去其热；刺大者，微泻其气，无出其血；刺滑者，疾发针而浅内之，以泻其阳气而去其热；刺涩者，必中其脉，随其逆顺而久留之，必先按而循之，已发针，已按其痏，无令其血出，以和其脉；诸小者，阴阳形气俱不足，勿取以针而调以甘药也。

黄帝曰：余闻五脏六腑之气，荥、俞所入为合，令何道从入，入安连过，愿闻其故。

岐伯答曰：此阳脉之别入于内，属于腑者也。

黄帝曰：荥腧与合，各有名乎？

岐伯曰：荥腧治外经，合治内腑。

黄帝曰：治内腑奈何？

岐伯曰：取之于合。

黄帝曰：合各有名乎？

岐伯答曰：胃合于三里，大肠合入于巨虚上廉，小肠合入于巨虚下廉，三焦合入于委阳，膀胱合入于委中央，胆合入于阳陵泉。

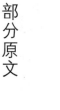

黄帝曰：取之奈何？

岐伯答曰：取之三里者，低跗取之；巨虚者，举足取之；委阳者，屈伸而索之；委中者，屈而取之；阳陵泉者，正竖膝予之齐下，至委阳之阳取之；取诸外经者，揄申而从之。

黄帝曰：愿闻六府之病。

岐伯答曰：面热者足阳明病，鱼络血者手阳明病，两跗之上脉竖陷者，足阳明病，此胃脉也。

大肠病者，肠中切痛，而鸣濯濯。冬日重感于寒即泄，当脐而痛，不能久立，与胃同候，取巨虚上廉。

胃病者，腹月真胀，胃脘当心而痛，上肢两胁，膈咽不通，食饮不下，取之三里也。

小肠病者，小腹痛，腰脊控睾而痛，时窘之后，当耳前热，若寒甚，若独肩上热甚，及手小指次指之间热，若脉陷者，此其候也。手太阳病也，取之巨虚下廉。

三焦病者，腹气满，小腹尤坚，不得小便，窘急，溢则水留，即为胀。候在足太阳之外大络，大络在太阳少阳之间，亦见于脉，取委阳。

膀胱病者，小腹偏肿而痛，以手按之，即欲小便而不得，肩上热，若脉陷，及足小趾外廉及胫踝后皆热，若脉陷，取委中央。

胆病者，善太息，口苦，呕宿汁，心下淡淡，恐人将捕之，嗌中吤吤然数唾。在足少阳之本末，亦视其脉之陷下者灸之；其寒热者取阳陵泉。

黄帝曰：刺之有道乎？

岐伯答曰：刺此者，必中气穴，无中肉节。中气穴，则针染于巷；中肉节，即皮肤痛；补泻反，则病益笃。中筋则筋缓，邪气不出，与其真相搏乱而不去，反还内着。用针不审，以顺为逆也。

黄帝问于少师曰：余闻人之生也，有刚有柔，有弱有强，有短有长，有阴有阳，愿闻其方。

少师答曰：阴中有阴，阳中有阳，审知阴阳，刺之有方。得病所始，刺之有理。谨度病端，与时相应。内合于五脏六腑，外合于筋骨皮肤。是故内有阴阳，外亦有阴阳。在内者，五脏为阴，六腑为阳，在外者，筋骨为阴，皮肤为阳。故曰，病在阴之阴者，刺阴之荥俞，病在阳之阳者，刺阳之合，病在阳之阴者，刺阴之经，病在阴之阳者，刺络脉。故曰，病在阳者名曰风，病在阴者名曰痹，阴阳俱病名曰风痹。病有形而不痛者，阳之类也；无形而痛者，阴之类也。无形而痛者，其阳完而阴伤之也。急治其阴，无攻其阳。有形而不痛者，其阴完而阳伤之也。急治其阳，无攻其阴。阴阳俱动，乍有形，乍无形，加以烦心，命曰阴胜其阳。此谓不表不里，其形不久。

黄帝问于伯高曰：余闻形气之病先后，外内之应奈何？

伯高答曰：风寒伤形，忧恐忿怒伤气；气伤脏，乃病脏，寒伤形，乃应形；风伤筋脉，筋脉乃应。此形气外内之相应也。

黄帝曰：刺之奈何？

伯高答曰：病九日者，三刺而已；病一月者，十刺而已；多少远近，以此衰之。久痹不去身者，视其血络，尽出其血。

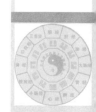

黄帝曰：外内之病，难易之治奈何？

伯高答曰：形先病而未入脏者，刺之半其日。脏先病而形乃应者，刺之倍其日。此月内难易之应也。

黄帝问于伯高曰：余闻形有缓急，气有盛衰，骨有大小，肉有坚脆，皮有厚薄，其以立寿夭奈何？伯高答曰：形与气相任则寿，不相任则夭。皮与肉相果则寿，不相果则夭，血气经络胜形则寿，不胜形则夭。

黄帝曰：何谓形之缓急？

伯高答曰：形充而皮肤缓者则寿，形充而皮肤急者则夭，形充而脉坚大者顺也，形充而脉小以弱者气衰，衰则危矣。若形充而颧不起者骨小，骨小则夭矣。形充而大肉䐃坚而有分者肉坚，肉坚则寿矣；形充而大肉无分理不坚者肉脆，肉脆则夭矣。此天之生命，所以立形定气而视寿夭者，必明乎此立形定气，而后以临病人，决生死。

黄帝曰：余闻寿夭，无以度之。

伯高答曰：墙基卑，高不及其地者，不满三十而死。其有因加疾者，不及二十而死也。

黄帝曰：形气之相胜，以立寿夭奈何？

伯高答曰：平人而气胜形者寿；病而形肉脱，气胜形者死，形胜气者危矣。

黄帝曰：余闻刺有三变，何谓三变？

伯高答曰：有刺营者，有刺卫者，有刺寒痹之留经者。

黄帝曰：刺三变者奈何？

伯高答曰：刺营者出血，刺卫者出气，刺寒痹者内热。

黄帝曰：营卫寒痹之为病奈何？

伯高答曰：营之生病也，寒热少气，血上下行。卫之生病也，气痛时来时去，怫忾贲响，风寒客于肠胃之中。寒痹之为病也，留而不去，时痛而皮不仁。

黄帝曰：刺寒痹内热奈何？

伯高答曰：刺布衣者，以火焠之；刺大人者，以药熨之。

黄帝曰：药熨奈何？

伯高答曰：用淳酒二十斤，蜀椒一斤，干姜一斤，桂心一斤，凡四种，皆㕮咀，渍酒中，用绵絮一斤，细白布四丈，并内酒中，置酒马矢煴中，封涂封，勿使泄。五日五夜，出绵絮曝干之，干复渍，以尽其汁。每渍必晬其日，乃出干。干，并用滓与绵絮，复布为复巾，长六七尺，为六七巾，则用之生桑炭炙巾，以熨寒痹所刺之处，令热入至于病所，寒复炙巾以熨之，三十遍而止。汗出以巾拭身，亦三十遍而止。起步内中，无见风。每刺必熨，如此病已矣。

营卫生会第十八

黄帝问于岐伯曰：人焉受气？阴阳焉会？何气为营？何气为卫？营安从生？卫于焉会？老壮不同气，阴阳异位，愿闻其会。

岐伯答曰：人受气于谷，谷入于胃，以传与肺，五脏六腑，皆以受气，其清者为营，浊者为卫，营在脉中，卫在脉外，营周不休，五十度而复大会，阴阳相贯，如环无端，卫气行于阴二十五度，行于阳二十五度，分为昼夜，故气至阳而起，至阴而止。故曰日中而阳陇，为重阳，夜半而阴陇为重阴，故太阴主内，太阳主外，各行二十五度分为昼夜。夜半为阴陇，夜半后而为阳衰，平旦阴尽而阳受气矣。日中而阳陇，日西而阳衰，日入阳尽而阴受气矣。夜半而大会，万民皆卧，命曰合阴，平旦阴尽而阳受气，如是无已，与天地同纪。

黄帝曰：老人之不夜瞑者，何气使然？少壮之人，不昼瞑者，何气使然？

岐伯答曰：壮者之气血盛，其肌肉滑，气道通，营卫之行不失其常，故昼精而夜瞑。老者之气血衰，其肌肉枯，气道涩，五脏之气相博，其营气衰少而卫气内伐，故昼不精，夜不瞑。

黄帝曰：愿闻营卫之所行，皆何道从来？

岐伯答曰：营出中焦，卫出下焦。黄帝曰：愿闻三焦之所出。岐伯答曰：上焦出于胃上口，并咽以上，贯膈，而布胸中，走腋，循太阴之分而行，还至阳明，上至舌，下足阳明，常与营俱行于阳二十五度，行于阴亦二十五度一周也。故五十度而复大会于手太阴矣。

黄帝曰：人有热，饮食下胃，其气未定，汗则出，或出于面，或出于背，或出于身半，其不循卫气之道而出，何也？

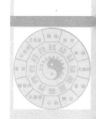

岐伯曰：此外伤于风，内开腠理，毛蒸理泄，卫气走之，固不得循其道，此气慓悍滑疾，见开而出，故不得从其道，故命曰漏泄。

黄帝曰：愿闻中焦之所出。

岐伯答曰：中焦亦并胃中，出上焦之后，此所受气者，泌糟粕，蒸津液，化其精微，上注于肺脉乃化而为血，以奉生身，莫贵于此，故独得行于经隧，命曰营气。

黄帝曰：夫血之与气，异名同类。何谓也？

岐伯答曰：营卫者，精气也，血者，神气也，故血之与气，异名同类焉。故夺血者无汗，夺汗者无血，故人生有两死而无两生。

黄帝曰：愿闻下焦之所出。

岐伯答曰：下焦者，别回肠，注于膀胱，而渗入焉；故水谷者，常并居于胃中，成糟粕，而俱下于大肠而成下焦，渗而俱下。济泌别汁，循下焦而渗入膀胱焉。

黄帝曰：人饮酒，酒亦入胃，谷未熟，而小便独先下，何也？

岐伯答曰：酒者，熟谷之液也。其气悍以清，故后谷而入，先谷而液出焉。

黄帝曰：善。余闻上焦如雾，中焦如沤，下焦如渎，此之谓也。

病本第二十五

先病而后逆者，治其本；先逆而后病者，治其本；先寒而后生病者，治其本；先病而后生寒者，治其本；先热而后生病者，治其本。

先泄而后生他病者，治其本，必且调之，乃治其他病。先病而后中满者，治其标；先病后泄者，治其本；先中满而后烦心者，治其本。

有客气，有同气。大小便不利治其标，大小便利，治其本。

病发而有余，本而标之，先治其本，后治其标；病发而不足，标而本之，先治其标，后治其本，谨详察间甚，以意调之，间者并行，甚为独行；先小大便不利而后生他病者，治其本也。

黄帝曰：余闻先师，有所心藏，弗着于方，余愿闻而藏之，则而行之，上以治民，下以治身，使百姓无病，上下和亲，德泽下流，子孙无忧，传于后世，无有终时，可得闻乎？

岐伯曰：远乎哉问也。夫治民与自治，治彼与治此，治小与治大，治国与治家，未有逆而能治之也，夫惟顺而已矣。顺者，非独阴阳脉，论气之逆顺也，百姓人民皆欲顺其志也。

黄帝曰：顺之奈何？

岐伯曰：入国问俗，入家问讳，上堂问礼，临病人问所便。

黄帝曰：便病人奈何？

岐伯曰：夫中热消瘅，则便寒；寒中之属，则便热。胃中热则消谷，令人悬心善饥。脐以上皮热，肠中热，则出黄如糜。脐以下皮寒，胃中寒，则腹胀；肠中寒，则肠鸣飧泄。胃中寒，肠中热，则胀而且泄，胃中热，肠中寒，则疾饮，小腹痛胀。

黄帝曰：胃欲寒饮，肠欲热饮，两者相逆，便之奈何？且夫王公大人，血食之君，骄恣从欲轻人，而无能禁之，禁之则逆其志，顺之则加其病，便之奈何？治之何先？

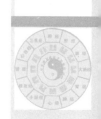

岐伯曰：人之情，莫不恶死而喜生，告之以其败，语之以其善，导之以其所便，开之以其所苦，虽有无道之人，恶有不听者乎？

黄帝曰：治之奈何？

岐伯曰：春夏先治其标，后治其本；秋冬先治其本，后治其标。

黄帝曰：便其相逆者奈何？

岐伯曰：便此者，食饮衣服，亦欲适寒温，寒无凄怆，暑无出汗。食饮者，热无灼灼，寒无沧沧。寒温中适，故气将持，乃不致邪僻也。

黄帝曰：本藏以身形肢节（月囷）肉，候五脏六腑之大小焉。今夫王公大人，临朝即位之君，而问焉，谁可扪循之，而后答乎？

岐伯曰：身形肢节者，藏府之盖也，非面部之阅也。

黄帝曰：五藏之气，阅于面者，余已知之矣，以肢节知而阅之，奈何？

岐伯曰：五藏六府者，肺为之盖，巨肩陷咽，候见其外。

黄帝曰：善。

岐伯曰：五藏六府，心为之主，缺盆为之道，骺骨有余，以候（骨曷）（骨亏）。

黄帝曰：善。

岐伯曰：肝者，主为将，使之候外，欲知坚固，视目小大。

黄帝曰：善。

岐伯曰：脾者，主为卫，使之迎粮，视唇舌好恶，以知吉凶。

黄帝曰：善。

岐伯曰：肾者，主为外，使之远听，视耳好恶，以知其性。

黄帝曰：善。愿闻六府之候。

岐伯曰：六府者，胃为之海，庞骸、大颈、张胸，五谷乃容。鼻隧以长，以候大肠。唇厚、人中长，以候小肠。目下果大，其胆乃横。鼻孔在外，膀胱漏泄。鼻柱中央起，三焦乃约，此所以候六府者也。上下三等，藏安且良矣。

逆顺肥瘦第三十八

黄帝问于岐伯曰：余闻针道于夫子，众多毕悉矣。夫子之道，应若失，而据未有坚然者也。夫子之问学熟乎，将审察于物而心生之乎？

岐伯曰：人之为道者，上合于天，下合于地，中合于人事，必有明法，以起度数，法式检押，乃后可传焉。故匠人不能释尺寸而意短长，废绳墨而起平水也，工人不能置规而为圆，去矩而为方。知用此者，固自然之物，易用之教，逆顺之常也。

黄帝曰：愿闻自然奈何？

岐伯曰：临深决水，不用功力，而水可竭也。循掘决冲，而经可通也。此言气之滑涩，血水清浊，行之逆顺也。

黄帝曰：愿闻人之白黑肥瘦小长，各有数乎？岐伯曰：年质壮大，血气充盈，肤革坚固，因加以邪，刺此者，深而留之，此肥人也。广肩腋项，肉薄厚皮而黑色，唇临临然，其血黑以浊，其气涩以迟。其为人也，贪于取与，刺此者，深而留之，多益其数也。

黄帝曰：刺瘦人奈何？

岐伯曰：瘦人者，皮薄色少，肉廉廉然，薄唇轻言，其血清气滑，易脱于气，易损于血，刺此者，浅而疾之。

黄帝曰：刺常人奈何？

岐伯曰：视其白黑，各为调之，其端正敦厚者，其血气和调，刺此者，无失常数也。

黄帝曰：刺壮士真骨者，奈何？

岐伯曰：刺壮士真骨，坚肉缓节，监监然，此人重则气涩血浊，刺此者，深而留之，多益其数；劲则气滑血清，刺此者，浅而疾之。

黄帝曰：刺婴儿奈何？

岐伯曰：婴儿者，其肉脆，血少气弱，刺此者，以豪刺，浅刺而疾拔针，日再可也。

黄帝曰：临深决水，奈何？

岐伯曰：血清气浊，疾泻之则气竭焉。黄帝曰：循掘决冲，奈何？岐伯曰：血浊气涩，疾泻之，则经可通也。

黄帝曰：脉行之逆顺，奈何？

岐伯曰：手之三阴，从脏走手；手之三阳，从手走头；足之三阳，从头走足；足之三阴，从足走腹。

黄帝曰：少阴之脉独下行，何也？

岐伯曰：不然，夫冲脉者，五脏六腑之海也，五脏六腑皆禀焉。其上者，出于颃颡，渗诸阳，灌诸精；其下者，注少阴之大络，出于气

附录

《黄帝内经》部分原文

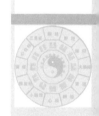

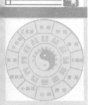

街，循阴股内廉入腘中，伏行骭骨内，下至内踝之后属而别。其下者，并于少阴之经，渗三阴；其前者，伏行出跗属，下循跗，入大趾间，渗诸络而温肌肉。故别络结则跗上不动，不动则厥，厥则寒矣。黄帝曰：何以明之？岐伯曰：以言导之，切而验之，其非必动，然后仍可明逆顺之行也。黄帝曰：窘乎哉！圣人之为道也。明于日月，微于毫厘，其非夫子，孰能道之也。

平人绝谷第三十二

黄帝曰：愿闻人之不食，七日而死，何也？

伯高曰：臣请言其故。胃大一尺五寸，径五寸，长二尺六寸，横屈受水谷三斗五升，其中之谷，常留二斗，水一斗五升而满，上焦泄气，出其精微，慓悍滑疾，下焦下溉诸肠。

小肠大二寸半，径八分分之少半，长三丈二尺，受谷二斗四升，水六升三合合之大半。

回肠大四寸，径一寸寸之少半，长二丈一尺，受谷一斗，水七升半。

广肠大八寸，径二寸寸之大半，长二尺八寸，受谷九升三合八分合之一。

肠胃之长，凡五丈八尺四寸，受水谷九斗二升一合合之大半，此肠胃所受水谷之数也。

平人则不然，胃满则肠虚，肠满则胃虚，更虚更满，故气得上下，五脏安定，血脉和利，精神乃居，故神者，水谷之精气也。

故肠胃之中，当留谷二斗，水一斗五升；故平人日再后，后二升半，一日中五升，七日五七三斗五升，而留水谷尽矣；故平人不食饮七日而死者，小谷精气津液皆尽故也。

病传第四十二

黄帝曰：余受九针于夫子，而私览于诸方，或有导引行气，乔摩、灸、熨、刺、焫、饮药之一者，可独守耶，将尽行之乎？

岐伯曰：诸方者，众人之方也，非一人之所尽行也。

黄帝曰：此乃所谓守一勿失，万物毕者也。今余已闻阴阳之要，虚实之理，倾移之过，可治之属，愿闻病之变化，淫传绝败而不可治者，可得闻乎？

岐伯曰：要乎哉问也，昭乎其如日醒，窘乎其如夜瞑，能被而服之，神与俱成，毕将服之，神自得之，生神之理，可着于竹帛，不可传于子孙。

黄帝曰：何谓日醒？岐伯曰：明于阴阳，如惑之解，如醉之醒。黄帝曰：何谓夜瞑？

岐伯曰：瘖乎其无声，漠乎其无形，折毛发理，正气横倾，淫邪泮衍，血脉传溜，大气入脏，腹痛下淫，可以致死，不可以致生。

黄帝曰：大气入脏，奈何？

岐伯曰：病先发于心，一日而之肺，三日而之肝，五日而之脾，三日不已，死。冬夜半，夏日中。

病先发于肺，三日而之肝，一日而之脾，五日而之胃，十日不已，死。冬日入，夏日出。

病先发于肝，三日而之脾，五日而之胃，三日而之肾，三日不已，死。冬日入，夏蚤食。

病先发于脾，一日而之胃，二日而之肾，三日而之膂膀胱，十日不已，死。冬人定，夏晏食。

病先发于胃，五日而之肾，三日而之膂膀胱，五日而上之心，二日不已，死，冬夜半，夏日昳。

病先发于肾，三日而之膂膀胱，三日而上之心，三日而之小肠，三

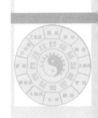

日不已，死。冬大晨，夏晏晡。

病先发于膀胱，五日而之肾，一日而之小肠，一日而之心，二日不已，死。冬鸡鸣，夏下晡。

诸病以次相传，如是者，皆有死期，不可刺也；间一脏及二、三、四脏者，乃可刺也。

阴阳二十五人第六十四

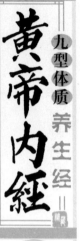

黄帝曰：余闻阴阳之人何如？

伯高曰：天地之间，六合之内，不离于五，人亦应之。故五五二十五人之政，而阴阳之人不与焉。其态又不合于众者五，余已知之矣。愿闻二十五人之形，血气之所生，别而以候，从外知内，何如？

岐伯曰：悉乎哉问也，此先师之秘也，虽伯高犹不能明之也。

黄帝避席遵循而却曰：余闻之得其人弗教，是谓重失，得而泄之，天将厌之，余愿得而明之，金柜藏之，不敢扬之。

岐伯曰：先立五形金木水火土，别其五色，异其五形之人，而二十五人具矣。

黄帝曰：愿卒闻之。

岐伯曰：慎之慎之，臣请言之。

木形之人，比于上角似于苍帝，其为人苍色，小头，长面大肩背直身小，手足好。有才，劳心少力多忧，劳于事，能春夏不能秋冬感而病生。足厥阴，佗佗然，大角之人比于左足少阳，少阳之上遗遗然。左角之人比于右足少阳，少阳之下随随然。钛角之人，比于右足少阳，少阳之上推推然。判角之人比于左足少阳，少阳之下枯枯然。

火形之人，比于上征，似于赤帝。其为人赤色广（月引），脱面，小头，好肩背，髀腹小手足，行安地疾心，行摇肩背肉满。有气轻财少信多虑，见事明好颜，急心不寿暴死。能春夏不能秋冬，秋冬感而病生，手少阴核核然。质徵之人，比于左手太阳，太阳之上，肌肌然，少徵之人比于右手太阳，太阳之下慆慆然，右徵之人比于右手太阳，太阳之上鲛鲛然。质判之人，比于左手太阳，太阳之下支支颐颐然。

土形于之人，比于上宫，似于上古黄帝，其为人黄色圆面、大头、美肩背、大腹、美股胫、小手足、多肉、上下相称行安地，举足浮。安心，好利人不喜权势，善附人也。能秋冬不能春夏，春夏感而病生，足太阴，敦敦然。大宫之人比于左足阳明，阳明之上婉婉然。加宫之人，比于左足阳明，阳明之下坎坎然。少宫之人，比于右足阳明，阳明之上，枢枢然。左宫之人，比于右足阳明，阳明之下，兀兀然。

金形之人比于上商，似于白帝，其为人方面白色、小头、小肩背小腹、小手足如骨发踵外，骨轻。身清廉，急心静悍，善为吏，能秋冬，不能春夏，春夏感而病生。手太阴敦敦然，钛商之人比于左手阳明，阳明之上，廉廉然。右商之人，比于左手阳明，阳明之下脱脱然。左商之人比于右手阳明，阳明之上监监然。少商之人，比于右手阳明，阳明之下，严严然。

水形之人，比于上羽，似于黑帝，其为人，黑色面不平，大头廉颐，小肩大腹动手足，发行摇身下尻长，背延延然。不敬畏善欺绍人，戮死。能秋冬不能春夏，春夏感而病生。足少阴汗汗然。大羽之人，比于右足太阳，太阳之上，颊颊然。少羽之人，比于左足太阳，太阳之下洁洁然。桎之为人，比于左足太阳，太阳之上安安然。是故五形之人二十五变者，众之所以相欺者是也。

黄帝曰：得其形，不得其色何如？

岐伯曰：形胜色，色胜形者，至其胜时年加，感则病行，失则忧矣。形色相得者，富贵大乐。

黄帝曰：其形色相当胜之时，年加可知乎？

岐伯曰：凡年忌下上之人，大忌常加七岁，十六岁、二十五岁、三十四岁、四十三岁、五十二岁、六十一岁皆人之大忌，不可不自安也，感则病行，失则忧矣，当此之时，无为奸事，是谓年忌。

黄帝曰：夫子之言脉之上下，血气之候似知形气，奈何？

岐伯曰：足阳明之上血气盛则髯美长，血少气多则髯短，故气少血多则髯少，血气皆少则无髯。两吻多画，足阳明之下血气盛则下毛美长至胸，血多气少则下毛美短至脐，行则善高举足，足趾少肉足善寒，血少气多则肉而善瘃，血气皆少则无毛有则稀、枯悴，善痿厥，足痹。

足少阳之上，气血盛则通髯美长，血多气少则通髯美短，血少气多则少髯，血气皆少则无须，感于寒湿则善痹。骨痛爪枯也。足少阳之下，血气盛则胫毛美长，外踝肥；血多气少则胫毛美短，外踝皮坚而厚，血少气多则胻毛少，外踝皮薄而软，血气皆少则无毛，外踝瘦无肉。

足太阳之上，血气盛则美眉，眉有毫毛血多气少则恶眉，面多少理，血少气多则面多肉，血气和则美色，足太阳之下，血气盛则肉满，踵坚，气少血多则瘦，跟空，血气皆少则善转筋，踵下痛。

手阳明之上，血气盛则髭美。血少气多则髭恶，血气皆少则无髭。手阳明之下血气盛则腋下毛美，手鱼肉以温，气血皆少则手瘦以寒。

手少阴之上，血气盛则眉美以长，耳色美，血气皆少则耳焦恶色。手少阳之下，血气盛则手卷多肉以温，血气皆少则寒以瘦，气少血多则瘦以多脉。

手太阳之上，血气盛则多须，面多肉以平，血气皆少则面瘦恶色。手太阳之下，血气盛则掌肉充满，血气皆少则掌瘦以寒。

黄帝曰：二十五人者，刺之有约乎？

岐伯曰：美眉者，足太阳之脉，气血多，恶眉者，血气少，其肥而泽者，血气有余，肥而不泽者，气有余，血不足，瘦而无泽者，气血俱不足，审察其形气有余不足而调之，可以知逆顺矣。

黄帝曰：刺其诸阴阳奈何？

岐伯曰：按其寸口人迎，以调阴阳，切循其经络之凝涩，结而不通者，此于身皆为痛痹，甚则不行，故凝涩，凝涩者，致气以温之血和乃止。其结络者，脉结血不和，决之乃行，故曰：气有余于上者，导而下之，气不足于上者，推而休之，其稽留不至者，因而迎之，必明于经隧，乃能持之，寒与热争者，导而行之，其宛陈血不结者，则而予之，必先明知二十五人则血气之所在，左右上下，刺约毕也。

通天篇第七十二

黄帝问于少师曰：余尝闻人有阴阳，何谓阴人？何谓阳人？

少师曰：天地之间，六合之内，不离于五，人亦应之，非徒一阴一阳而已也，而略言耳，口弗能遍明也。

黄帝曰：愿略闻其意，有贤人圣人，心能备而行之乎？

少师曰：盖有太阴之人，少阴之人，太阳之人，少阳之人，阴阳和平之人。凡五人者，其态不同，其筋骨气血各不等。

黄帝曰：其不等者，可得闻乎？

少师曰：太阴之人，贪而不仁，下齐湛湛，好内而恶出，心和而不发，不务于时，动而后之，此太阴之人也。

少阴之人，小贪而贼心，见人有亡，常若有得，好伤好害，见人有荣，乃反愠怒，心疾而无恩，此少阴之人也。

太阳之人，居处于于，好言大事，无能而虚说，志发乎四野，举措不顾是非，为事如常自用，事虽败，而常无悔，此太阳之人也。

少阳之人，諟谛好自责，有小小官，则高自宜，好为外交，而不内附，此少阳之人也。

阴阳和平之人，居处安静，无为惧惧，无为欣欣，婉然从物，或与不争，与时变化，尊则谦谦，谭而不治，是谓至治。

古之善用针艾者，视人五态，乃治之。盛者泻之，虚者补之。

黄帝曰：治人之五态奈何？

少师曰：太阴之人，多阴而无阳，其阴血浊，其卫气涩，阴阳不和，缓筋而厚皮，不之疾泻，不能移之。

少阴之人，多阴少阳，小胃而大肠，六腑不调，其阳明脉小，而太阳脉大，必审调之，其血易脱，其气易败也。

太阳之人，多阳而少阴，必谨调之，无脱其阴，而泻其阳。阳重脱者易狂，阴阳皆脱者，暴死，不知人也。

少阳之人，多阳少阴，经小而络大，血在中而气外，实阴而虚阳。独泻其络脉，则强气脱而疾，中气不足，病不起也。

阴阳和平之人，其阴阳之气和，血脉调，谨诊其阴阳，视其邪正，安容仪，审有余不足，盛则泻之，虚则补之，不盛不虚，以经取之，此所以调阴阳，别五态之人者也。

黄帝曰：夫五态之人者，相与毋故，卒然新会，未知其行也，何以别之？

少师答曰：众人之属，不知五态之人者，故五五二十五人，而五态之人不与焉。五态之人，尤不合于众者也。

黄帝曰：别五态之人，奈何？少师曰：太阴之人，其状黮黮然黑色，念然下意，临临然长大，䐃然未偻，此太阴之人也。

少阴之人，其状清然窃然，固以阴贼，立而躁崄，行而似伏，此少阴之人也。

太阳之人，其状轩轩储储，反身折腘，此太阳之人也。

少阳之人，其状立则好仰，行则好摇，其两臂两肘，则常出于背，此少阳之人也。

阴阳和平之人，其状委委然，随随然，颙颙然，愉愉然，（目旋）（目旋）然，豆豆然，众人皆曰君子，此阴阳和平之人也。